かかりつけ医・非専門医のための
認知症診療メソッド

改訂2版

八千代病院 神経内科部長/愛知県認知症疾患医療センター長
川畑 信也 著

南山堂

改訂2版の序

　拙書『かかりつけ医・非専門医のための認知症診療メソッド』を2010年に上梓してからすでに8年が経過しております．その間に抗認知症薬3剤が新たに上市されたことで4剤の抗認知症薬が臨床の現場で使用が可能になりました．さらにレビー小体型認知症の診断・治療ツールの進歩，介護スキルの向上など認知症診療は大きな展開を示してきていると思います．私が「もの忘れ外来」を開設した1996年当時はドネペジルすらない時代であり，介護の方法も手探り状態で現在と隔世の感がありました．

　私もこの8年間でより多くの認知症患者さんの診療に従事し，さらに南山堂から『事例で解決！もう迷わない認知症診断』や『事例で解決！もう迷わない抗認知症薬・向精神薬のつかいかた』など合計5冊の認知症診療の書籍を上梓してきました．そのなかで『かかりつけ医・非専門医のための認知症診療メソッド』は，とくに時間をかけて書き上げたことなどから自信作のひとつであり，このような書籍はもう書けないなとの想いで今日に至っておりました．

　本改訂版を出版するきっかけは，2017年春に岡山市で開業されておられる中納言クリニックの小川紀雄先生から「初版から7年を経過しておりそろそろ改訂版を出版されたらどうか」とのお便りが出版社に届いたことからです．先生からのお手紙を拝見しながら，私が大学院生として生化学教室にて研究をしていたとき，小川先生は岡山大学に在籍され神経伝達物質などのご研究に従事されておられました．私は先生のご著書を拝読しながら自らの研究を行い，先生のように臨床と研究双方ができる医師になりたいと憧れをもっていたことを思い出し，基礎研究をしていたことを懐かしく感じました．その後，学会の会場などでも小川先生に暖かいお言葉をかけて頂くこともあり，今回，「かかりつけ医・非専門医のための認知症診療メソッド」の改訂版を上梓することができました．

　本改訂版は，小川紀雄先生の暖かいお気持ちの結果として完成したものと私は考えております．ここに小川紀雄先生に深く感謝申し上げます．小川紀雄先生，ありがとうございます．先生のご健勝とご活躍を祈念し，本書の序とさせて頂きたいと思います．

　2018年3月

川 畑 信 也

初版の序

　認知症を専門とされない先生方が認知症診療を躊躇する大きな理由は2つあると思います．それは「診断が難しい」ということと「周辺症状（行動障害・精神症状）への対応がわからない」ということです．「認知症の診断には特別な知識や技術，専門的な心理検査が必要ではないか」「行動障害への対応は自分の守備範囲外である」「精神症状がみられたとき自分には手に負えない」「手間のかかる介護指導などしたくない」などが先生方の認知症診療に対するイメージではないかと著者は推測しています．

　しかし，わが国における高齢者人口の増加は，認知症に罹患する患者さんの著明な増加を招いています．認知症を専門とされない先生方の外来でも，再来患者さんが認知症に進展する場合や，物忘れが心配だと相談・診療に来院される患者さんは数多くおられると思います．かかりつけ医の先生方も認知症診療に向かわざるをえない状況が到来しているのではないでしょうか．では，認知症を専門とされない先生方は，どうしたら「認知症診療にたやすく取り組む」ことができるのでしょうか．また，どうしたら「行動障害や精神症状に対応するためのスキルを身につける」ことができるのでしょうか．

　本書は，認知症を専門とされない先生方あるいはこれから認知症診療を始めてみようと考えておられる先生方を主な対象としています．著者は，元々脳血管障害を専門としてきた臨床医であり，認知症診療に関して特別の訓練を受けてきたわけではありません．その点で著者の立ち位置は本書の対象となる先生方となんら異なるところはないと思います．著者は1996年に物忘れ外来を開設し，今日に至るまで3,500人以上の患者さんを診療してきました．日常診療のなかで，「どうしたら認知症に罹患している患者さんを臨床の現場でたやすく診断できるのか」「行動障害や精神症状にどのような薬剤を使用したらよいのか」「介護指導を手短かにわかりやすく行うことはできないだろうか」などを考えてきました．

　本書は，その経験に基づいて書かれたものであり，日常臨床の現場で本当に役立つ認知症診療の「メソッド」を認知症を専門とされない先生方にお伝えすることを最大の目的としています．本書を通読していただければ，「認知症診療はそんなに難しくない」「自分でもできそうだな」「認知症患者さんと診療でお付き合いしてもよいかな」と，先生方に思っていただけるものと著者は確信しております．また，ここまでは認知症を専門とされない先生方の守備範囲であり，ここからは専門医療機関に任せたほうがよい領域であるという見極めについても言及しています．

　本書は，著者の物忘れ外来での経験の集大成であり，自信をもって先生方にお勧めできる書籍であります．是非，本書を参考として先生方に認知症診療への第一歩を踏み出していただきたい，それが著者の想いであります．

　2010年10月

川 畑 信 也

目 次

診断編

I 認知症診療ファーストステップ ……1

1 アルツハイマー型認知症とは？ ……2
知っておくべきアルツハイマー型認知症の特徴　2

2 アルツハイマー型認知症の早期症状は？ ……4
早期症状は4つある！　4
行動の変化にも注意する！　5

3 認知症診断の手順 ……6
患者さんと家族から病歴を別々に聴取する　6
正確な病歴聴取と患者さんの診察で認知症の有無は判断できる　7
診察室での患者さんの様子を家族に見てもらうことが重要　7
診断できないときには無理に判断しない　7

4 認知症専門医療機関に紹介すべき事例は？ ……8
すべての認知症疾患をかかりつけ医の先生が診る必要はない！　8
認知症専門医療機関に紹介したほうがよい事例は？　8
ご自身の外来で診断できる事例とは？　9

II 病歴・問診・診察 ……11

1 病歴から診断する ……12
病歴聴取では適切な家族を選ぶ　12
病歴についてなにを家族に尋ねるか？　13
発症時期から判断する　14
どのような症状がみられるのか？　14
症状が進行しているのか否かを尋ねる　15
生活に支障をきたしているのか否かが認知症の判断に重要　16
家族から物忘れはあるが生活に支障はないと言われたとき，
どうするか？　16
患者さんに病識があるか否か？　17

2 川畑式問診票から診断する ……18
問診票を上手に利用する　18

3 患者さんの様子から診断する ……24
診察室に入室する際の歩行を観察する　24
患者さんが椅子に座る様子を観察する　24
診察全体から受ける患者さんの印象も大切　25

4 患者さんの問診から診断する ……………………………………… 26

　判断の目安　26
　物忘れの有無を患者さんに尋ね，その反応を観察する　27
　問診で記憶障害を把握するテクニック　28

5 身体症状から診断する …………………………………………… 30

　アルツハイマー型認知症では首から下の症状はない　30
　血管性認知症は幅広歩行　30
　レビー小体型認知症は転倒しやすい　30

**6 病歴と患者さんへの問診・診察の組み合わせから
　診断を考える** ……………………………………………………… 31

Ⅲ　その他の検査　`33`

●テスト式認知機能検査

**1 改訂長谷川式簡易知能評価スケール（HDS-R）を
　考える** …………………………………………………………… 34

　テスト式認知機能検査は必要か？　34
　HDS-R 総得点の解釈のしかた　35
　総得点だけでなく下位項目にも注目すると診断を下しやすい　36
　テスト式認知機能検査よりも臨床像を把握することが重要！　37
　HDS-R 施行の実際　38

2 時計描画テストの有効性 ……………………………………… 40

　時計描画テストとは？　40
　時計描画テストの実際　40

●臨床検査

3 診断に役立つ臨床検査 ………………………………………… 43

　血中ホモシステインの測定　43
　血清銅の測定　43

●画像検査

4 脳形態画像検査の意義 ………………………………………… 44

　脳形態画像検査で認知症の診断はできるのか？　44
　CT と MRI ではどちらを施行したほうがよいか？　45
　アルツハイマー型認知症診断支援ツール VSRAD の利用とその意義　45
　知っておくべき VSRAD の基本　45
　VSRAD 結果の解釈について　47

vii

目　次

5 脳機能画像検査の意義 ……………………………………………… 52

　各認知症疾患でみられる血流異常　52
　認知症診療で脳機能画像検査を行う意義　53
　診断困難事例の診断に役立つことが多い　53
　アルツハイマー型認知症と他疾患との鑑別に有効　55
　血管性認知症でもアルツハイマー型認知症を合併することが少なくない　56

IV　鑑別診断を考える　59

1 年齢に伴う心配いらない物忘れとの鑑別は？ …………… 60

　記憶障害の進行　61
　日常生活　61
　自　覚　61
　判断できないとき　61

2 治療可能な認知症を見逃さない！ ……………………………… 62

　日常臨床で遭遇する治療可能な認知症は？　62
　認知症とうつ病との鑑別は実際には難しい　62
　認知症を伴わない幻覚・妄想　67
　治療可能な認知症を見逃さないための検査　68

3 MCI（軽度認知障害）とはいかなる病態か？ …………72

　MCIの定義　72
　日常臨床の現場でMCIは診断可能か？　72
　MCIの段階で抗認知症薬を開始すべきか？　73

4 レビー小体型認知症との鑑別 ……………………………………… 74

　レビー小体型認知症が受診してくるパターン　74
　レビー小体型認知症を考える4つの症状　74
　診断のポイント　78
　問診からみた鑑別のポイント　78
　診察からみた鑑別のポイント　81
　レビー小体型認知症の画像検査　81

5 血管性認知症との鑑別 …………………………………………………… 84

　血管性認知症は臨床症候群　84
　血管性認知症と安易に診断しない！　86
　日常臨床では"脳血管障害を伴うアルツハイマー型認知症"が多い　86

6 前頭側頭型認知症との鑑別 …………………………………………… 88

　かかりつけ医の先生方が前頭側頭型認知症を診療する機会は少ない　88
　前頭側頭葉変性症と前頭側頭型認知症　88
　前頭側頭型認知症の特徴　89

V 再来患者さんから認知症をすくい上げる　91

1 再来患者さんから認知症を発見するコツ ……………… 92

認知症患者さんを診療する2つのパターン　92
再来患者さんで認知症を考える場合とは？　92
血管性認知症を疑うコツは？　95
「認知症ではないか？」との視点で診療を行う　95

VI 困った事例への対処法　97

1 診断を確定できないときの対応策 ……………………… 98

診断を確定できない事例も多い！　98
診断できないときの方針　99
患者さんならびに家族への説明の実際　100

2 独居患者さんの診断と対応 ……………………………… 102

3 病歴とテスト式認知機能検査の結果に
　乖離がみられるとき …………………………………… 105

なぜ乖離が生じるのか？　家族にどう説明するのか？　105
方針を考える　105

臨床症状
編

VII 中核症状と周辺症状　109

1 中核症状 …………………………………………………… 110

2 周辺症状 …………………………………………………… 111

しばしばみられる周辺症状は？　111
周辺症状はなぜ出現するのか？　112
周辺症状は認知症の重症度と関連しないことが多い　114
周辺症状への対応の原則　115
薬物療法はどの周辺症状に有効か？　116

VIII 周辺症状各論　119

1 物盗られ妄想 …………………………………………… 120

「なぜ物盗られ妄想がみられるか？」と尋ねられたとき　120
物盗られ妄想の実態　121
対応の指導　121
有効な薬物療法は？　122

ix

２ 幻　視 ……………………………………………………… 123

幻視だけでは家族は困らないことが多い　123
幻視に対する上手な対応を指導する　124
有効な薬物療法は少ない　125

３ 暴力行為 ……………………………………………………… 126

暴力行為は在宅生活の阻害要因　126
抗精神病薬あるいは抗てんかん薬を使用する　126
介護施設から暴力行為がみられ困っていると相談を受けたときの指導の実際　127

４ 睡眠障害（不眠，夜間の行動障害）……………………… 128

睡眠衛生指導は実臨床で有効か？　128
家族や介護施設は実効性のある対策を求めている　128
薬物療法をどう考え，薬剤を選択していくか　129

５ 性的逸脱行為 ………………………………………………… 131

介護家族が困惑することが多い　131
有効な対策は少ない　132

６ 徘　徊 ……………………………………………………… 133

徘徊の相談を受けることは多い　133
有効な対策は少ない　134
不測の事態発生の可能性を伝えておくことが必要　134

７ 夜間せん妄 …………………………………………………… 135

せん妄を家族にわかりやすく説明する　135
有効な薬物療法は？　135

８ 不安症状 ……………………………………………………… 137

認知症の背景に不安症状が存在することが多い　137
患者さんが安心できる対応や環境作りを考える　138
有効な薬物療法は？　138

９ アパシー（無関心・無為・無感動）……………………… 139

アルツハイマー型認知症で最も多い周辺症状　139
アパシーと抑うつ状態の見分けかた　141
有効な薬物療法は？　141
積極的な働きかけが大切　141

薬物療法編

Ⅸ　薬物療法を開始する際の原則　143

１ 薬物療法開始時の注意点 ……………………………………… 144

2 周辺症状に対する薬物療法の原則 ································· 145

X 抗認知症薬の使い分けをどう考えるか 147

1 実臨床で上手に使い分けるコツ ································· 148

2 コリンエステラーゼ阻害薬で易怒性が出現した
ときの対策 ··· 151

3 抗認知症薬の少量投与の問題について ················· 153

XI 抗認知症薬各論 155

1 ドネペジル ··· 156

ドネペジルの特徴をわかりやすく説明する　156
家族からの質問にはこう答える　157
ドネペジルによる副作用出現時の対策　157
剤型によって使い分けを行う　159
ドネペジル増量のしかた　159
ドネペジルの効果の判定　160

2 ガランタミン ··· 163

処方の実際　163
どういう患者さんに適しているか　163

3 リバスチグミン ·· 164

処方の手順　164
どういう患者さんに適しているか　165

4 メマンチン ··· 166

メマンチンの位置づけ，処方の考え方　166
コリンエステラーゼ阻害薬とメマンチンの併用療法　166

XII その他の薬剤 169

1 抗精神病薬使用の実際 ···································· 170

抗精神病薬の使用に慣れよう　170
リスペリドン使用の実際　170
クエチアピン使用の実際　171
チアプリド使用の実際　173

2 抗うつ薬使用の実際 ······································· 174

目 次

どの抗うつ薬を用いるか？ 174
パロキセチン使用の実際 174
セルトラリン使用の実際 175
ミルタザピン使用の実際 176

3 抗不安薬使用の実際 ··· 177

安易に抗不安薬を使用しない！ 177
ロラゼパム使用の実際 177

4 抗てんかん薬使用の実際 ····································· 178

感情の安定を目的に抗てんかん薬を使用する 178
バルプロ酸ナトリウム使用の実際 178
カルバマゼピン使用の実際 179

5 漢方薬使用の問題点 ·· 181

抑肝散について 181
抑肝散使用の実際 181
漢方薬にも副作用はみられる 182

XIII アルツハイマー型以外の認知症の薬物療法 183

1 血管性認知症の薬物療法 ····································· 184

抗認知症薬の効果 184
薬物療法の実際 184

2 レビー小体型認知症の薬物療法 ························· 186

薬物療法をどう考えていけばよいか？ 186
抗認知症薬としてどれを選択するか？ 186
ドネペジル使用の実際 188
抗パーキンソン病薬使用の実際 188
抗精神病薬はどれを使用するか？ 189

介護指導編

XIV 家族への説明の実際 193

1 介護の原則を説明する ··· 194

認知症は脳の病気であることを理解してもらう 194
患者さんの世界と家族の世界にはギャップがある 194
患者さんができることと，すでにできなくなったことを見極める 195
介護に完璧さを求めないことを強調する 195

2 アルツハイマー型認知症の説明 ························· 196

病気に関する説明の実際 196

「治りますか？」と尋ねられたら　196
「現在の重症度はどのくらいですか？」と尋ねられたとき　196
「どのような経過を辿りますか？」と聞かれたら　197
上手な介護のためにアルツハイマー型認知症の特徴を家族に解説する　198
病識がないことを介護家族に指導する　199
取り繕い反応を家族に説明する　199
在宅生活の継続か施設入所かの判断を尋ねられたとき　200

③レビー小体型認知症の説明 …………………………………………201

病気の特徴をわかりやすく説明する　201

④血管性認知症の説明 ……………………………………………………202

⑤解決策を見出せない問題を相談されたとき ……………203

介護家族への指導を考える　203
介護スタッフへの指導をどうするか？　204

XV　運転免許更新に関する診断書作成への対応とコツ　207

①改正道路交通法の概略 …………………………………………………208

②診断書作成依頼を受けたときの対応 ……………………………210

③診断書作成の手順と注意点 ……………………………………………212

索　引 ……………………………………………………………………………214

I 認知症診療ファーストステップ

アルツハイマー型認知症について

1 アルツハイマー型認知症とは？→(p.2)

2 アルツハイマー型認知症の早期症状は？→(p.4)

3 認知症診断の手順→(p.6)

4 認知症専門医療機関に紹介すべき事例は？→(p.8)

注意

- 診療する機会が最も多いアルツハイマー型認知症を理解すると認知症診療のスキルが広がる！
- 「物忘れ（記憶障害）」「日時の概念が混乱」「易怒性」「自発性の低下・意欲の減退」がアルツハイマー型認知症の早期症状！
- 家族や付き添いからの詳細な病歴聴取が認知症の判断に最も役立つ
- 困ったときには認知症専門医療機関に紹介するとよい

診断編 | 臨床症状編 | 薬物療法編 | 介護指導編

診断編　Ⅰ　認知症診療ファーストステップ

1 アルツハイマー型認知症とは？

知っておくべきアルツハイマー型認知症の特徴

　本書は，認知症診療の実践的メソッドを認知症を専門とされない先生方やこれから認知症診療に携わってみたいと考えている先生方に理解してもらうことを主目的にしている．従って，アルツハイマー型認知症 dementia of Alzheimer type（DAT）の成因や病態に関する専門的な記載は成書を参照して頂くことにして，ここでは介護家族や介護・福祉スタッフにアルツハイマー型認知症を説明するために知っておくべき臨床像を中心に記載する．

　以下にアルツハイマー型認知症の臨床的な特徴を示した．

- 年齢に関係なく発症するが年齢が進むほど発症しやすい
- 物忘れ（記憶障害）で始まることが多く，進行性に悪化する．進行しない場合は可能性が低い（年齢に伴う心配いらない物忘れ）
- 物忘れ（記憶障害）以外に，計算ができない，家に帰れない，洋服が着られない，などその他の症状が1つ以上必ずみられる
- 物忘れ症状によって日常生活になんらかの支障がみられる，あるいは家族や周囲の人々が困っている
- 自分が病気であるという認識（病識）に乏しい，深刻感に欠ける
- 運動障害や歩行障害などは高度に至るまでみられない

①年齢に関係なく発症するが年齢が進むに従って罹患する患者さんの数は増加していく．とくに75歳を超えると発症の危険性がより高まる．

②しまい忘れや置き忘れ，同じことを何回も聞いてくるなど物忘れ症状で発症し緩徐に進行・悪化する（何年経っても物忘れが進行・悪化しない場合には年齢に伴う心配いらない物忘れの可能性が高い）．

③物忘れイコールアルツハイマー型認知症ではない！　物忘れ（記憶障害）にさらに1つ以上の認知機能領域で障害がみられることが条件になっている．つまり，物忘れ＋日時や場所がわからない（見当識障害），物忘れ＋衣服を上手に着られない（失行），物忘れ＋不要な物を大量に買い込む（判断力障害）などである．

④物忘れ症状によって社会生活や日常生活に支障をきたすこと．これは必ずしも患者さん自身が困るわけではなく，家族や周囲の人々が困っている場合が多いのである．

⑤アルツハイマー型認知症は，他の身体疾患と異なって自分が病気に進展している，病気に

なっているとの意識（病識）が乏しいことが多い（患者さんの深層心理のなかでは病識は常に存在するとの考えもあるが，実際の現象面をみる限り病識がないように振る舞うことが多い）．一方，家族や介護をする人々は，患者さんを病気と考えている．両者の間にはギャップが存在するのである．病識の有無という視点からこのギャップをわかりやすく家族らに説明し理解してもらうことが必要である．

⑥首から下の身体症状は高度に至るまで出現しない．つまり，軽度〜中等度の段階では，構音障害や運動障害，転びやすい，嚥下困難などの症状はみられないことが原則である．しかし，認知症に罹患しやすいのは当然高齢者であり，変形性膝関節症や腰痛などによる歩行障害，四肢のしびれなど認知症に由来しない症状を訴えることも多いので注意を要する．

　これらの特徴を家族に正しく理解してもらうことでその後の認知症診療がスムーズに進むのである．言い換えると，これらの特徴を家族が理解できない，理解しようとしないときには，患者さんや家族が以降先生方の外来に通院してこないあるいは通院してきても診療がスムーズに進まないことが多い．

　アルツハイマー型認知症では，記憶障害が主要かつ重要な症状となるので，ここではかかりつけ医・非専門医の先生方が知っておきたい記憶の分類について簡単に述べる．記憶は，言語で表現できるあるいは評価できる記憶（陳述記憶）と，言語で表現できないあるいは評価できない記憶（非陳述記憶）に大別される．前者はさらにエピソード記憶と意味記憶に分けられる．エピソード記憶は，その人自身が経験した出来事の記憶，その人個人の人生や生活の記憶に該当する．たとえば，「昨日，嫁に行った娘が小学生の孫と一緒に家を訪ねてきた」「1か月前に家族全員で北海道に2泊3日の旅行に行った」などの記憶である．これらの記憶は当事者ならびにその関係者しか知りえないものである．意味記憶は，普遍的に知られた事実，社会的な常識であり，誰もが知っていておかしくないと思われる記憶である．たとえば，日本の首都はどこか，江戸幕府は誰が開設したかなどの記憶あるいは知識を指している．非陳述記憶は，体で覚えている体験あるいはスキルということができる．たとえば，小学校で習得した泳ぎは，何年泳がなくても必要時に泳ぐことが可能である．ではどうやって水に浮くのかをなかなか他人には説明できないであろう．アルツハイマー型認知症では，まずエピソード記憶に支障がみられ始め，次いで意味記憶に障害がみられ，さらに進むと体で覚えている記憶，たとえば，長年使っている洗濯機の使い方がわからないなどの生活障害が出てくるようになる．

2 アルツハイマー型認知症の早期症状は？

 早期症状は4つある！

アルツハイマー型認知症で早期にみられる症状は4つある．

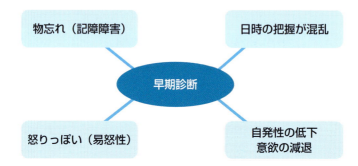

アルツハイマー型認知症を診断する際，物忘れ（記憶障害）は必須症状である．しまい忘れや置き忘れ，同じことを何回も尋ねてくる，約束したことを忘れる，自分の行動を思い出せないなどが代表的なものである．しかも自分が経験した出来事（エピソード記憶）を忘れることが多い．1か月前に入院したこと，2か月前に家族旅行に行ったこと，午前中に娘が来訪したことなど，最近患者さん自身が経験したことを忘れてしまうのが特徴である．

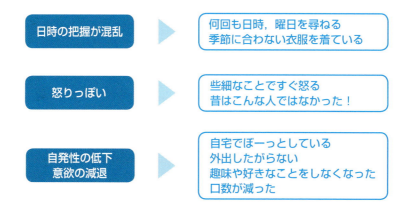

日時の把握があやふやになる点にも注目してほしい．「今日は何日？」「今日は何曜日だったかね？」「（昨日デイサービスに行ったのに）今日はデイサービスに行く日かい？」などと言っ

て日時や自分が行うべき事柄に関する質問や確認が多くなってくる．

　怒りっぽい（易怒性）もアルツハイマー型認知症では早期からしばしばみられるものである．この易怒性は，医師から家族に尋ねない限り，家族が自主的に訴えることは少ない．なぜならば，アルツハイマー型認知症の症状と考えていない場合が多いからである．医師のほうから「最近，怒りっぽくなってきていませんか？」「些細なことで怒り出したりしませんか？」「以前に比べて怒る回数が増えてきていませんか？」と尋ねるようにしたい．

　自発性の低下，意欲の減退も早期からよくみられる症状である．外出したがらない，知人との付き合いをしなくなった，1日中テレビの前でぼーっとしている，今まで行っていた作業や趣味をしなくなった，口数が少ないなどである．

　物忘れ（アルツハイマー型認知症では必須症状）に加えて上記の症状が1つ，2つと加わるほどアルツハイマー型認知症の可能性が高くなる．忙しい外来のなかでこの4項目を中心に病歴聴取を行うと短時間の診療でアルツハイマー型認知症の診断が可能になることが多い．

行動の変化にも注意する！

　アルツハイマー型認知症では，日常生活上の行動に変化がみられることが多い．

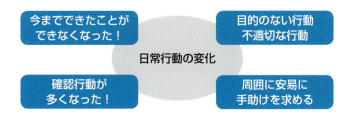

　この点も家族に十分尋ねるようにしたい．最も目立つ行動の変化は，今まで意識せずに本人だけでできていたことができなくなってくることである．料理の味付けが濃くなってきた，買い物で同じ物を何回も買ってくる，毎日の衣服の選択に戸惑う，犬を連れての散歩をしなくなった，慣れた畑仕事をしない，カラオケなどの趣味に行かなくなるなど，患者さん自身で今までできていた行動ができなくなってくる，あるいはしなくなってくるのが特徴である．

　確認行動や周囲に安易に手助けを求めることが多くなるのもアルツハイマー型認知症の特徴である．これらは，アルツハイマー型認知症に罹患することで自分自身の考えや行動に自信がなくなってきたことを反映した結果ではないかと思われる．「これでよかったかね？」「ちょっと手伝ってくれるかい？」などと言って自分で考えようとしない，すぐに手助けを求めたがることが多くなってくる．

　患者さんの行動をよく観察すると，目的のない行動や不適切な行動もしばしばみられる．意味なく財布を何回も触る，部屋を行ったり来たりする，冷蔵庫に雑巾を入れる，物を隠すなどの行動障害がしばしばみられる．同じことを何回も聞いてくる症状も記憶障害にこの行動障害の要因が加わった結果といえる．

3 認知症診断の手順

 患者さんと家族から病歴を別々に聴取する

　認知症の診断は，専門的な知識がないとできないのでは？ あるいは MRI や脳 SPECT 検査が必要ではないのか？ と考えられている先生方が多いのではなかろうか．日常臨床で認知症を診断することはそれほど高度の専門知識や医療機器を必要とすることは実は少ないのである．以下にかかりつけ医・非専門医の先生方のための認知症診断の手順を示した．

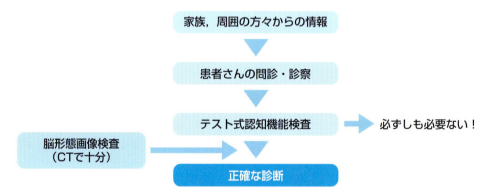

　まず，患者さんの生活状況をよく知る家族あるいは周囲の人々からの病歴聴取（情報収集）である．次いで患者さんに対する問診・診察に進む．この 2 つのステップを考えるとき，「患者さんの診察を先にしたほうがよいのではないか」あるいは「両者を同席させて一緒に病歴聴取から診察まで行ったほうがよいのではないか」との質問が想定される．患者さんへの問診を最初に行うと，患者さんの述べる生活状況が正しいのか否かの判断ができず，患者さんの診察後に家族に患者さんの答えの正否を確認しなければならないので診療に手間取ることが多い．また，患者さんには病識が欠けていたり，深刻感に乏しいことから生活上の支障を患者さんから聴取することが実際にはなかなかできにくい．たとえば，実際には風呂で体を洗うことを忘れているのに「自分は毎日風呂できれいに体を洗っています」などと患者さんが答える場合である．また，患者さんと家族が同席すると，家族が患者さんのことで困っていることを率直に話すことがなかなかできず，診断に有益な情報を聞き出せないことが多い（家族は，患者さんに聞かれないように病状を説明したいと考えている場合が多い）．患者さんの前で日常生活でできないことが多くなった，とんちんかんな行動が多くなってきたなどと家族が述べると，そばにいる患者さんがそれを聞いて怒り出すことも少なくない．

　著者は，まず家族から病歴聴取を行い必要な情報を収集した後，患者さんを診察室に招き入

れ家族と同席させて問診・診察を行っている．

正確な病歴聴取と患者さんの診察で認知症の有無は判断できる

　典型的な患者さんあるいは認知症がやや進んだ患者さんでは，前ページの図の最初の2つのステップで認知症の有無を判断することはそれほど困難ではない．これら2つのステップの後に改訂長谷川式簡易知能評価スケール（HDS-R）などのテスト式認知機能検査を施行することになる．しかし，このテスト式認知機能検査を必ずしも施行しなくても認知症の有無の判断は可能な場合が少なくない．テスト式認知機能検査の必要性に関しては，「**改訂長谷川式簡易知能評価スケール（HDS-R）を考える（p.34）**」を参照していただきたい．

　上記のステップで認知症があるのか否かの判断は大部分の事例で可能になるが，診療早期に脳形態画像検査（頭部CTで十分）を必ず一度は施行してもらいたい．たとえ，典型的なアルツハイマー型認知症の病像を示す事例であっても偶発的に慢性硬膜下血腫や脳腫瘍を合併する可能性を否定できない．治療可能な認知症あるいは治療によって症状を軽減できる疾患を見逃さないために，是非脳形態画像検査を施行しておくべきである．選択すべき脳形態画像検査については「**脳形態画像検査の意義（p.44）**」を参照されたい．

診察室での患者さんの様子を家族に見てもらうことが重要

　家族によっては，患者さんが認知症に進展していることを信じていない，年齢に伴う物忘れにすぎないと考えている場合がある．家族の前で患者さんにいろいろ質問し，それに対して答えられない，あるいはとんちんかんな受け答えをする患者さんの様子を見てもらうことで，患者さんの現在の状態を家族が正しく認識できる場合が多い．たとえば，「こんなにわからないことが多いとは思いませんでした」「月日くらいわかっていると思っていましたが……」などと家族が感想を漏らすことが少なくない．このように診察室での問診の様子を家族に見てもらうと，先生方が下した診断に対して家族は納得し信頼してくれることになる．

診断できないときには無理に判断しない

　家族や周囲の人々からの病歴聴取と患者さんへの問診・診察，テスト式認知機能検査，脳形態画像検査の4つのステップを施行しても診断できない患者さんは確かに存在する．その場合，医師はなんらかの診断名を下しがちである．しかし，認知症が軽微な段階では判断できないこともしばしばあり，無理に診断名をつけようとしないほうがよい．先生方の医院・クリニックで診断できない患者さんに関しては，近隣の認知症専門医療機関に紹介するかご自身の医院・クリニックでフォローしていくかを選択するようにしたい．この点に関しては，「**診断を確定できないときの対応策（p.98）**」で解説している．

4 認知症専門医療機関に紹介すべき事例は？

すべての認知症疾患をかかりつけ医の先生が診る必要はない！

　認知症を専門とされないかかりつけ医・非専門医の先生方も認知症診療に参加すべきとの意見が声高に叫ばれているが，著者は必ずしもその意見に与していない．前頭側頭型認知症 frontotemporal dementia（FTD）やレビー小体型認知症 dementia with Lewy bodies（DLB）で精神症状が活発な事例は，認知症専門医（専門医とは何かとの疑問は残るが）に任せたほうがよい．また，アルツハイマー型認知症患者さんでも周辺症状〔あるいは行動障害・精神症状 behavioral and psychological symptoms of dementia（BPSD）〕が活発で，認知症を専門とされないかかりつけ医・非専門医の先生方にとって手に負えない事例も認知症専門医療機関に任せたほうがよいかもしれない．認知症を専門とされないかかりつけ医・非専門医の先生方ご自身の診療スキルの範囲内で認知症患者さんの診療を行えばよいのではないか？　そのように考えると比較的容易に認知症診療に踏み込むことができると著者は考えている．

　認知症イコール周辺症状といった短絡的な繋がりが強調された結果，周辺症状へのきちんとした対応スキルをもたないと，認知症患者さんを診ることができないと考えがちな先生が多いように感じている．実際には，先生方の外来を訪れる認知症患者さんの大半は目立った周辺症状を伴わないおとなしいタイプなのである．成書などで認知症患者さんの90％前後に周辺症状がみられると記載されていることから，認知症患者さんの多くが徘徊や妄想，暴力行為などの困った症状を示すのでは？　と誤解されているのである．この周辺症状には，無関心や抑うつ，意欲の低下などおとなしい周辺症状が数多く含まれていることを是非理解して頂きたい．先生方の医院・クリニックを訪れる患者さんの多くはおとなしいタイプの認知症患者さんであると思われることから，ご自分の医院・クリニックで十分診療が可能である．

認知症専門医療機関に紹介したほうがよい事例は？

　ご自分の診断に自信をもてない患者さんや前頭側頭型認知症，レビー小体型認知症など診療に不慣れな患者さん，困った周辺症状が目立ち，治療や指導が行き詰まっている患者さんなどは，認知症専門医療機関に紹介し適切なアドバイスを受けるほうがよいと思われる．

　認知症専門医療機関に紹介したほうがよいと考えられる事例を次頁に示した．

4 認知症専門医療機関に紹介すべき事例は？

- 臨床症状から認知症の有無を判断できないあるいは診断に自信をもてない事例
- アルツハイマー型認知症あるいは血管性認知症として非典型的な事例
- 認知症の存在は確実だが病名や病態が明らかでない事例
- 徘徊や暴力行為などの周辺症状のコントロールが困難な事例
- 家族がセカンドオピニオンの意見を求めるとき

　ここで認知症を専門とされないかかりつけ医・非専門医の先生方の認知症診療スキルを向上させる方法を提案してみたい．ご自分の外来あるいは医院・クリニックで診断された患者さんを認知症専門医療機関に紹介し，そこでご自分の診断のチェックをしてもらうのである．たとえば，ご自分がアルツハイマー型認知症と考えた患者さんが実はレビー小体型認知症であった場合，どこに診断の間違いがあったのか，あるいはどの点がレビー小体型認知症の診断に結びつくキーなのかを吟味するのである．このようなやりとりを10名前後の患者さんで行うと，ご自分の診療スキルが向上してくるはずである．認知症専門医療機関をご自分の診断能の確認あるいは向上に利用するとよいと著者は考えている．

ご自身の外来で診断できる事例とは？

　かかりつけ医・非専門医の先生方の外来で診断できるあるいは診療してほしいのは，以下の事例である．

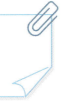

- 典型的な病像や病態を示す患者さん（診断が容易）
- 中等度以上に進展した認知症（診断が容易）
- 周辺症状は目立たず診断が容易な患者さん
- 周辺症状はみられるが対応可能な患者さん

　アルツハイマー型認知症として典型的な病像を示す患者さんや認知症が中等度以降に進展した患者さんは，認知症を専門とされない先生方の外来で十分診断ができるのではないかと思われる．一方，周辺症状が目立たないおとなしい認知症患者さん，あるいは周辺症状はみられるが先生方の診療スキルで対応が可能な患者さんも，是非先生方の外来で診療を続けてもらいたい．認知症専門医療機関とかかりつけ医・非専門医での守備範囲を棲み分けすることで，認知症診療がよりスムーズに進むのではないかと考えている．

9

II 病歴・問診・診察

1. 病歴から診断する ➡ (p.12)
2. 川畑式問診票から診断する ➡ (p.18)
3. 患者さんの様子から診断する ➡ (p.24)
4. 患者さんの問診から診断する ➡ (p.26)
5. 身体症状から診断する ➡ (p.30)
6. 病歴と患者さんへの問診・診察の組み合わせから診断を考える ➡ (p.31)

注意

- 認知症の診断に役立つ病歴聴取のコツをマスターする
- 問診票の活用で効率よく認知症診療を進めよう！
- 緩徐に進行・悪化し，日常生活に支障をきたす場合 ➡ 認知症
- 症状に進行がない場合 ➡ 年齢に伴う心配いらない物忘れ
- 診察室での患者さんの外見や態度，様子を注意深く観察すると認知症の判断の手助けになる

1 病歴から診断する

 病歴聴取では適切な家族を選ぶ

　認知症診療では，患者さんの日常生活の状況をよく知る家族や付き添いからの情報収集が認知症の有無を判断する際に最も役立つ．家族や付き添いから病歴を聴取する場合，2通りの場面が想定される．①家族や付き添いが患者さんの生活状況をよく理解しており医師に説明が可能な場合．②家族や付き添いが患者さんの状況をわかっていない，理解していない，医師に説明する能力をもっていない場合である．

　①の場合には，家族や付き添いからの病歴聴取に時間をかけるようにしたい．この病歴聴取を上手に行えると，患者さんを診察する前に認知症の有無を判断することが可能になるからである．診断に困るのは②の場合である．この場合には，家族や付き添いからの病歴聴取に時間をかけるのは無駄かもしれない．家族や付き添いとの面談でこれ以上時間をかけても無駄と判断されるときには，速やかに患者さんの問診・診察に移るのがよい．多忙な診療時間のなかでこのような無駄な時間を極力省くように心がけると認知症診療に取り組みやすくなる．

```
            連れてきた家族や付き添いからの情報収集
                    │
        ┌───────────┴───────────┐
        ▼                       ▼
  家族や付き添いが          家族や付き添いが
  患者さんの日常生活をよく   患者さんの日常生活を
  認識している場合          わかっていない場合
        │                       │
        │                家族や付き添いの問診に
        │                時間をかけない
        ▼                       ▼
  患者さんを診察しなくても    患者さんからの情報・診察
  認知症の有無は判断可能      で判断せざるを得ない
```

> **78歳，男性**
> **家族による正確な病状説明が可能な事例**
> 75歳頃からしまい忘れが多くなってきた．歳のせいかと思っていたが少しずつ物忘れの状態がひどくなってきた．今は，5分前のことも忘れてしまう．同じことを何回

事例提示

も聞いてくる．探し物が多い．町内会の役員をしているが自分で招集した会合を忘れてすっぽかしたことがこの半年で2回あった．町内会費の集金で一度集金した家に再度出かけて行ったこともある．以前は穏やかな人だったがこの頃やや怒りっぽい．趣味の盆栽に関心がなくなってきたようで盆栽の手入れをせず放置している状態である．

　上記は連れてきた妻の陳述である．緩徐に進行する記憶障害と易怒性，意欲や関心の低下をみてとれる．さらに町内会の仕事で支障をきたしていることから，社会活動に支障がみられることも明らかである．この病歴だけで十分認知症を疑う根拠になりうる．

82歳，女性
家族の説明が不正確な事例

別居している娘が連れてきた．夫と5年前に死別してから1人暮らしをしている．たまに会うと同じことを何回も聞いてくることがある，物忘れが目立つとのことであった．患者さんの実際の生活状況を娘に尋ねると，「一緒に暮らしていないのでわからないが，料理や買い物などは自分でやっているから大丈夫ではないか」との返事であった．金銭の取り扱いを尋ねると，「自分で郵便局に行っているようです」との答えであった．

事例提示

　物忘れを心配して外来に連れてきた娘が患者さんの生活状況を把握していない場合である．事情を把握していない家族は，患者さんの生活状況がわからないのに「やっているから大丈夫」「できているはず」と思い込んでいる，あるいは思いたいことから，このような返事をすることが多い．家族が患者さんの状態を正しく把握していないと思われる際には，家族からの病歴聴取を早めに切り上げて患者さんの問診・診察に移るようにしたい．

病歴についてなにを家族に尋ねるか？

　病歴聴取の際に家族に必ず尋ねるべきことは，①発症時期，②どのような症状がいつ頃からみられるのか，③その症状が進行しているのか否か，④日常生活で支障をきたしているのか否か，⑤患者さん自身が物忘れについて自覚しているかあるいは気にしていないか，である．多忙な診療のなかで要領よく認知症に関する病歴聴取ができる工夫をしたい．

> **アルツハイマー型認知症診断の根拠**
> - 発症時期が不明なことが多い．家族によって物忘れに気づいた時期が異なることも少なくない
> - 物忘れ（記憶障害）が必ずみられること（早期症状）
> - 1年前に比べて症状が明らかに進行していること（周囲の情報から）
> - 患者さんの示す症状によって日常生活で支障をきたすこと（支障の基準は？）
> - 治療可能な疾患を必ず除外することが重要！

以下，各項目について解説する．

発症時期から判断する

アルツハイマー型認知症をはじめとする大部分の認知症疾患は，潜在性に発症することから発症時期を正確に同定できない場合が多い．連れてきた家族は，「2, 3年前から」「はっきりしないがだいぶ前から」「いつからかはよくわからないが，今は物忘れがひどい」などと答えることが多い．家族によっては「3か月前から症状がみられる」「1か月前，実兄の葬儀後から物忘れがひどくなった」などとある特定の時期を答えることも少なくない．このような場合でも医師のほうから，「これ以前に物忘れがみられませんでしたか？」と尋ねると，「そう言われると1年前から年齢相応の物忘れはあった」「以前から物忘れはあったが歳のせいかと思っていた」などの返事がしばしば戻ってくる．家族は，あるときに患者さんの物忘れに気づくと，今まで気づかなかったいろいろなことが目についてくるものである．そのときからあたかも物忘れが出てきたように感じるかもしれないが，実際には，それ以前から目立たない程度にあるいは家族が気づかない症状が少しずつ出現しているのである．

今まで明らかに元気だった患者さんが突然おかしいことを言い始めた，物忘れなどの症状がある時期を境に急に出てきたなどの訴えがみられる場合には脳梗塞や慢性硬膜下血腫など頭蓋内の器質的疾患やせん妄を疑うことを忘れないようにしたい．

どのような症状がみられるのか？

家族によって認知症に関する訴えは多彩である．しかしながら著者の経験では，アルツハイマー型認知症がかかりつけ医・非専門医を受診するパターンは2つに大別される．1つめは，物忘れがひどい，認知症ではないかと家族が考え認知症か否かの判断を先生方に求めてくるパターンである．このタイプには，しまい忘れや置き忘れなどの物忘れ症状（記憶障害）に自発性の低下・意欲の減退がみられ，さらに怒りっぽい（易怒性）状態がみられるか否かによって2つのパターンが考えられる（著者はおとなしいタイプのアルツハイマー型認知症と呼んでいる）．2つめは，患者さんが示す行動障害・精神症状（周辺症状）に家族が困り果てて医療機関に助けを求めてくるパターンである．このタイプでは，物盗られ妄想や幻覚，不安症状など

に代表される精神症状が主体の場合と暴力行為や徘徊，迷子，夜間の行動障害などが主体の行動障害に分けられる（活発なタイプのアルツハイマー型認知症と呼んでいる）．実臨床で臨床医が遭遇するアルツハイマー型認知症は，この4つのタイプのいずれかと考えると理解がしやすいのではなかろうか．認知症診療というとすぐに徘徊や暴力行為などの行動障害・精神症状が強調されるが，実際の臨床では前述の1つめのタイプ，すなわち周辺症状が目立たないおとなしいタイプのアルツハイマー型認知症が圧倒的に多い．このタイプのアルツハイマー型認知症は是非かかりつけ医・非専門医の先生方の外来で診断，そして治療を行ってほしい．

物忘れがひどい　認知症かも？

→ もの忘れ＋意欲の低下が主症状のアルツハイマー型認知症

- 物忘れ（しまい忘れ，置き忘れ，同じ話を何回も）＋意欲がない　何もしない　怒りっぽいことはない
- 物忘れ（しまい忘れ，置き忘れ，同じ話を何回も）＋意欲がない　何もしない　怒りっぽいのです

家族が困っています　なんとかして

→ 家族が困る周辺症状が目立つアルツハイマー型認知症

精神症状	妄想，幻視，不安，拒否
行動障害	不眠，夜間の行動障害，徘徊・外出，興奮・暴力行為

症状が進行しているのか否かを尋ねる

　アルツハイマー型認知症やレビー小体型認知症では，症状が必ず進行・悪化することが特徴である．家族が訴える症状に対して「その症状は1年前に比べて進行していますか？　悪くなっていますか？　それとも変化がみられませんか？」と尋ねる．家族が明らかに進行・悪化していると答える場合，アルツハイマー型認知症などの認知症に進展している可能性が高い．一方，あまり進行していない，変化がない場合には，年齢に伴う心配いらない物忘れの可能性が高いと考えられるが，家族の観察眼が乏しいこともあるので注意を要する．

物忘れ症状が

明らかに進行・悪化している！　▶　アルツハイマー型認知症

進行していない，変わらない　あまり変化がない　▶　年齢に伴う心配いらない物忘れ

以下を尋ねる

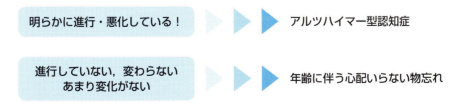

「半年前，あるいは1年前と比べて患者さんの物忘れ症状は
進行していますか？　悪化していますか？　それとも1年前と変わりませんか？」

生活に支障をきたしているのか否かが認知症の判断に重要

　認知症と診断するうえで最大の根拠になるのは，社会生活や家庭生活，職業上で支障をきたすか否かである．しかし，この境界を見極めることが実は大変難しいのである．たとえば，60歳代の現役の主婦が1人で買い物できない，冷蔵庫に賞味期限切れの食材が大量にみられる，料理で同じおかずを何日も作り続けるなど，明らかに生活に支障をきたすといった情報を収集できれば，認知症の有無を判断することは容易であろう．しかし，買い物でうっかりした買い忘れがときにみられる，冷蔵庫内の食材をたまに使い忘れるなどと言われた場合，認知症なのか年齢に伴う心配いらない物忘れなのか判断に苦しむ．さらに若いときからそのような行動がみられたと家族が述べる際には，もともとの性格なのかと思わず考え込んでしまうことも少なくない．生活に支障をきたすか否かの判断に関しては決まった基準はない．患者さんを診療していくなかで先生方が，認知症診療のスキルを向上させていくしか方法はないと著者は考えている．

家族から物忘れはあるが生活に支障はないと言われたとき，どうするか？

　家族によっては，物忘れはみられるが生活に支障はないと答えることがある．この場合，本当に生活に障害がないのかあるいは実際には生活に障害があるにもかかわらず家族が気にしていない，気がつかない，家族は困っていないだけなのかを見極めなければならない．高齢者が家族と同居しているとき，お嫁さんや娘さんが家事全般を行っていることから，患者さん自身が家庭内で特別の役割をしていない，生活能力を発揮する場がないことが多い．そのとき家族に生活に支障があるかと尋ねても，自分たち家族は困っていないことから生活に困ることはないと答えるかもしれない．家族から生活に困ることはないと言われたとき，医師のほうから生活能力を具体的にいくつか挙げて家族に尋ねるようにしたい．そのとき重要なことは，患者さんが1人で生活していると仮定した場合に，生活能力が自立しているのか否かを尋ねることである．

> **生活障害の有無を判断するための質問内容（女性）**
> - 買い物で同じ物を何回も買ってきませんか？
> - 冷蔵庫内の食材の管理はできますか？
> - 食材を腐らせることが多くありませんか？
> - 料理の味付けが濃くなってきていませんか？
> - 同じ料理が何回も出てきませんか？
> - 電気製品の取り扱いに戸惑うことはありませんか？
> - 掃除が雑になってきていませんか？
> - 小額の買い物で紙幣を頻繁に使用しませんか？

1 病歴から診断する

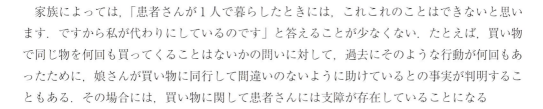

生活障害の有無を判断するための質問内容（男性）
- 今まで行っていた趣味や楽しみごとをしなくなってきていませんか？
- 季節に合った衣服の選択はできますか？
- 毎日着替えをしていますか？　同じ衣服を着ていませんか？
- 自分から進んで入浴をしますか？
- 重ね着がみられることはありませんか？
- 金融機関で適切にお金を下ろすことができますか？
- 飼い犬に何回もエサを与えたりしませんか？

　家族によっては，「患者さんが1人で暮らしたときには，これこれのことはできないと思います．ですから私が代わりにしているのです」と答えることが少なくない．たとえば，買い物で同じ物を何回も買ってくることはないかの問いに対して，過去にそのような行動が何回もあったために，娘さんが買い物に同行して間違いのないように助けているとの事実が判明することもある．その場合には，買い物に関して患者さんには支障が存在していることになる

 ## 患者さんに病識があるか否か？

　アルツハイマー型認知症では，自分が病気になっているまたは生活で支障をきたしているとの認識に欠ける，あるいは乏しいことが多い．さらに患者さん自身は物忘れをすると言っても深刻感に欠けている場合も多い．家族から聴取した内容について患者さんに再度尋ねてみると，患者さん自身に病識があるのか否かを確かめることが可能になる．たとえば，日常生活で明らかに物忘れ症状がみられるのに「家族が言っているようなことはしていませんよ」「自分は物忘れなどはしません」「物忘れはあるけど，そんなに生活に困ることはありません」などと答えるときには，患者さん自身がご自分の状況を正しく把握していない証拠になる．認知症を発症していない高齢者は，認知症になることを恐れており，自分の経験した物忘れに対して必要以上に心配する，気に病む，大げさに考えるなどの反応を示すことが多い．

17

診断編　Ⅱ 病歴・問診・診察

2　川畑式問診票から診断する

問診票を上手に利用する

　かかりつけ医・非専門医の先生方にとって多忙な日常診療のなかで認知症に関する病歴を聴取する時間を確保することは至難のワザであろう．そこで，有効なツールとして家族に記載してもらう問診票が考えられる．著者は，物忘れ外来で診察前に家族に川畑式問診票を記載してもらい診断の一助にしている（図Ⅱ-1）．この問診票を利用することで家族からの病歴聴取の簡略化と患者さんを診察する以前に認知症の有無に関する情報収集ができるので診療時間の大幅な短縮に繋がる．

　認知症疾患の大多数を占めるアルツハイマー型認知症は，物忘れによって気づかれることが多い（図Ⅱ-2）．外来に連れてきた家族も物忘れ症状を中心として医師に訴えることが多い．

　図Ⅱ-3，4，5に重症度別にみたアルツハイマー型認知症患者さんが示す代表的な問診票を示した．

図Ⅱ-1　川畑式問診票

2 川畑式問診票から診断する

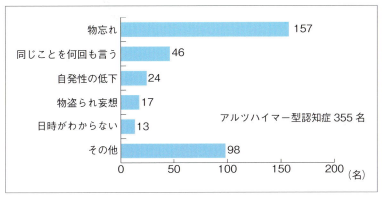

図Ⅱ-2　家族が気づいた初発症状

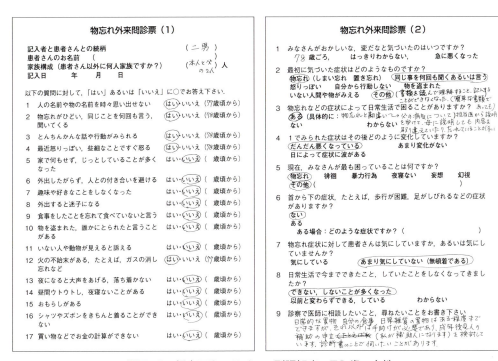

図Ⅱ-3　軽度アルツハイマー型認知症　79歳，女性

　図Ⅱ-6は，問診票(1)からみたアルツハイマー型認知症と非認知症（物忘れの訴えはあるが諸検査から健常者と判断した群）での症状の出現頻度を比較したものである．「1. 人の名前や物の名前を時々思い出せない」は非認知症でも高頻度にみられることから，アルツハイマー型認知症との鑑別には役に立たない．同様に「2. 物忘れがひどい，同じことを何回も言う，聞いてくる」も非認知症で半数にみられることから，鑑別に際して有効な指標になりにくい．一方，「3. とんちんかんな話や行動がみられる」は，アルツハイマー型認知症で70.5%にみられるのに対して，非認知症では3.4%にすぎない．「9. 食事をしたことを忘れて食べていないと言う」も同様の結果である．「13. 夜になると大声をあげる，落ち着かない」「16. シャツやズボン

診断編　II 病歴・問診・診察

物忘れ外来問診票（1）

記入者と患者さんとの続柄　　　　　　　　（妻　）
患者さんのお名前　　　　（　　　　　）
家族構成（患者さん以外に何人家族ですか？）　（　2　）人
記入日　　　年　　　月　　　日

以下の質問に対して，「はい」あるいは「いいえ」に○でお答え下さい．

1　人の名前や物の名前を時々思い出せない　　（はい）・いいえ　（　歳頃から）
2　物忘れがひどい，同じことを何回も言う，聞いてくる　（はい）・いいえ　（　歳頃から）
3　とんちんかんな話や行動がみられる　　はい・（いいえ）（　歳頃から）
4　最近怒りっぽい，些細なことですぐ怒る　　はい・（いいえ）（　歳頃から）
5　家で何もせず，じっとしていることが多くなった　　はい・（いいえ）（　歳頃から）
6　外出したがらず，人との付き合いを避ける　（はい）・いいえ　（　歳頃から）
7　趣味や好きなことをしなくなった　　はい・（いいえ）（　歳頃から）
8　外出すると迷子になる　　はい・（いいえ）（　歳頃から）
9　食事をしたことを忘れて食べていないと言う　　はい・（いいえ）（　歳頃から）
10　物を盗まれた，誰かにとられたと言うことがある　　はい・（いいえ）（　歳頃から）
11　いない人や動物が見えると訴える　　はい・（いいえ）（　歳頃から）
12　火の不始末がある，たとえば，ガスの消し忘れなど　　はい・（いいえ）（　歳頃から）
13　夜になると大声をあげる，落ち着かない　　はい・（いいえ）（　歳頃から）
14　昼間ウトウトし，夜寝ないことがある　　はい・（いいえ）（　歳頃から）
15　おもらしがある　　はい・（いいえ）（　歳頃から）
16　シャツやズボンをきちんと着ることができない　　はい・（いいえ）（　歳頃から）
17　買い物などでお金の計算ができない　　はい・（いいえ）（　歳頃から）

物忘れ外来問診票（2）

1　みなさんがおかしいな，変だなと気づいたのはいつですか？
　　82歳ごろ，　　　　はっきりわからない，　　　急に悪くなった
2　最初に気づいた症状はどのようなものですか？
　　物忘れ（しまい忘れ　置き忘れ）　○同じ事を何回も聞くあるいは言う
　　怒りっぽい　　自分から行動しない　　物を盗まれた
　　いない人間や物がみえる　　その他（　　　　）
3　物忘れなどの症状によって日常生活で困ることがありますか？
　　（ある）（具体的に：何度も同じことを聞く，予定した行動ができない）
　　ない　　　　　　　　わからない
4　1でみられた症状はその後どのように変化していますか？
　　○だんだん悪くなっている　　　　　あまり変化がない
　　日によって症状に波がある
5　現在，みなさんが最も困っていることは何ですか？
　　○物忘れ　　徘徊　　暴力行為　　夜寝ない　　妄想　　幻視
　　その他（　　　　　　　　　　　　　　　　　　　）
6　首から下の症状，たとえば，歩行が困難，足がしびれるなどの症状がありますか？
　　ない
　　○ある
　　　ある場合：どのような症状ですか？（腰痛，長く同じ姿勢が保てない，長く座れない）
7　物忘れ症状に対して患者さんは気にしていますか，あるいは気にしていませんか？
　　○気にしている　　　　　あまり気にしていない（無頓着である）
8　日常生活で今までできたこと，していたことをしなくなってきましたか？
　　できない，しないことが多くなった
　　以前と変わらずできる，している　　　　わからない
　　　　－一部できないこともある
9　診察で医師に相談したいこと，尋ねたいことをお書き下さい

図II-4　中等度アルツハイマー型認知症　84歳，男性

物忘れ外来問診票（1）

記入者と患者さんとの続柄　　　　　　　　（長男の嫁）
患者さんのお名前　　　（　　　　　　　　）
家族構成（患者さん以外に何人家族ですか？）　（　4　）人
記入日　　　年　　　月　　　日

以下の質問に対して，「はい」あるいは「いいえ」に○でお答え下さい．

1　人の名前や物の名前を時々思い出せない　（はい）・いいえ（82歳頃から）
2　物忘れがひどい，同じことを何回も言う，聞いてくる　（はい）・いいえ（81歳頃から）
3　とんちんかんな話や行動がみられる　　（はい）・いいえ（　歳頃から）
4　最近怒りっぽい，些細なことですぐ怒る　　（はい）・いいえ（　歳頃から）
5　家で何もせず，じっとしていることが多くなった　　（はい）・いいえ（　歳頃から）
6　外出したがらず，人との付き合いを避ける　　はい・（いいえ）（　歳頃から）
7　趣味や好きなことをしなくなった　　（はい）・いいえ（　歳頃から）
8　外出すると迷子になる　　はい・（いいえ）（　歳頃から）
9　食事をしたことを忘れて食べていないと言う　（はい）・いいえ（　歳頃から）
10　物を盗まれた，誰かにとられたと言うことがある　　はい・（いいえ）（　歳頃から）
11　いない人や動物が見えると訴える　　はい・（いいえ）（　歳頃から）
12　火の不始末がある，たとえば，ガスの消し忘れなど　　はい・（いいえ）（　歳頃から）
13　夜になると大声をあげる，落ち着かない　　はい・（いいえ）（　歳頃から）
14　昼間ウトウトし，夜寝ないことがある　　（はい）・いいえ（　歳頃から）
15　おもらしがある　　（はい）・いいえ（　歳頃から）
16　シャツやズボンをきちんと着ることができない　　（はい）・いいえ（　歳頃から）
17　買い物などでお金の計算ができない　　（はい）・いいえ（　歳頃から）

物忘れ外来問診票（2）

1　みなさんがおかしいな，変だなと気づいたのはいつですか？
　　81歳ごろ，　　　　はっきりわからない，　　　急に悪くなった
　　ちょうど1年前
2　最初に気づいた症状はどのようなものですか？
　　（物忘れ）（しまい忘れ　置き忘れ）　（同じ事を何回も聞くあるいは言う）
　　怒りっぽい　　自分から行動しない　　物を盗まれた
　　いない人間や物がみえる　　その他（日にちや曜日が出てこない）
3　物忘れなどの症状によって日常生活で困ることがありますか？
　　（ある）（具体的に：同じ話を繰り返してしまう）
　　ない　　　　　　　　わからない
4　1でみられた症状はその後どのように変化していますか？
　　（だんだん悪くなっている）　　　　あまり変化がない
　　日によって症状に波がある
5　現在，みなさんが最も困っていることは何ですか？
　　物忘れ　　（徘徊）　暴力行為　　夜寝ない　　妄想　　幻視
　　その他（おもらし　着がえない　車に乗ってしまう）
6　首から下の症状，たとえば，歩行が困難，足がしびれるなどの症状がありますか？
　　（ない）
　　（ある）
　　　ある場合：どのような症状ですか？（足のむくみ　　　　）
7　物忘れ症状に対して患者さんは気にしていますか，あるいは気にしていませんか？
　　気にしている　　　　（あまり気にしていない（無頓着である））
8　日常生活で今までできたこと，していたことをしなくなってきましたか？
　　（できない，しないことが多くなった）
　　以前と変わらずできる，している　　　　わからない
9　診察で医師に相談したいこと，尋ねたいことをお書き下さい
　　今までがんこな人だったので一度言い出すと，自分の意思をまげないので，すなおに聞いてくれないので困る

図II-5　やや高度アルツハイマー型認知症　82歳，男性

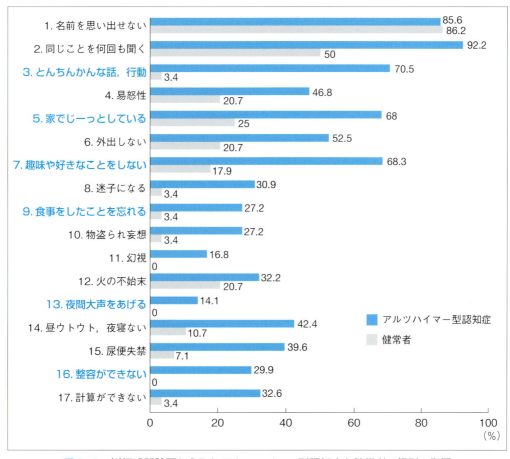

図Ⅱ-6 川畑式問診票からみたアルツハイマー型認知症と健常者の鑑別の指標

をきちんと着ることができない」は非認知症では全くみられない症状である．問診票(1)からは，とんちんかんな話や行動がみられる，自発性の低下・意欲の減退，食事をしたことを忘れる，夜間落ち着かない，整容が困難などがアルツハイマー型認知症を示唆する症状といえる．

問診票(2)は，発症時期や初発症状，日常生活での支障の有無，症状が進行しているのか否か，病識の有無などを尋ねるものである．**図Ⅱ-7**に非認知症，**図Ⅱ-8**にアルツハイマー型認知症患者さんの記入例を示した．問診票(2)からみたアルツハイマー型認知症を考えさせるポイントを**図Ⅱ-9**にまとめた．

①物忘れや同じことを何回も聞く，あるいは言う症状は健常者でもしばしばチェックされるものであり，これだけで両者を区別することはできない．最初に気づいた症状が「怒りっぽい」「自分から行動しない」の場合，背景に認知症が存在する可能性を考える．物盗られ妄想や幻視で気づかれる場合には病的な変化は確実である．
②物忘れ症状によって家族が日常生活上で困っている場合には認知症を考える．
③症状がだんだん悪化している，あるいは日によって症状に動揺性がみられるときには，認知症（アルツハイマー型認知症あるいはレビー小体型認知症）を考える．

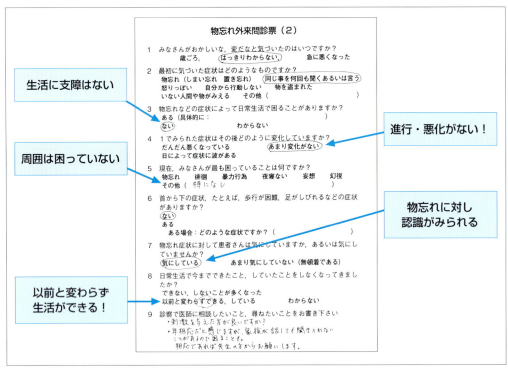

図Ⅱ-7　非認知症　65歳，女性（家族が代筆）

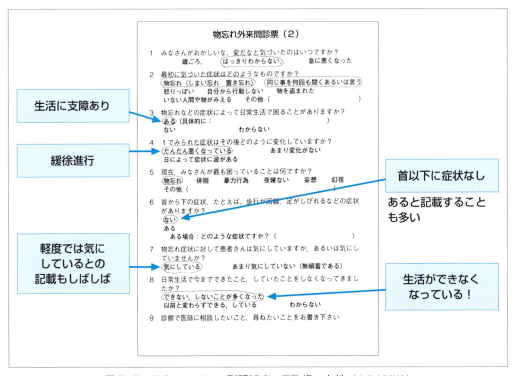

図Ⅱ-8　アルツハイマー型認知症　77歳，女性（家族が代筆）

問診項目	アルツハイマー型認知症	年齢に伴う心配いらない物忘れ
症状に気づいた時期	鑑別に役立たない	
最初に気づいた症状	「物忘れ」や「同じことを何回も言う」は鑑別に役立たない 「怒りっぽい」「自分から行動しない」はアルツハイマー型認知症を疑う 「物盗られ妄想」や「幻視」があれば，アルツハイマー型認知症	
日常生活で家族が困ることがあるか？	ある	ない
症状に進行・悪化がみられるか？	だんだん悪くなっている	あまり変化がない
首から下の症状があるか？	「ある」と記載することもしばしば	「ある」と記載することもしばしば
症状を患者さんは気にしているか？	あまり気にしていない（無頓着）	気にしている
日常生活で支障があるか？	できない，しないことが多くなった	以前と変わらずできる

- 家族が困ることがある
- 進行・悪化している
- 患者さんは気にしていない
- 生活ができなくなっている

▶▶▶ アルツハイマー型認知症

図II-9　問診票からみたアルツハイマー型認知症と年齢に伴う心配いらない物忘れの鑑別の目安

④首から下の症状がみられない，つまり易転倒性や歩行障害，動作緩慢などの症状がみられないときには，アルツハイマー型認知症の可能性が高い．これらが明らかにみられるときには，血管性認知症 vascular dementia（VD）あるいはレビー小体型認知症を疑う．

⑤物忘れに対して患者さんは気にしていない，あるいは無頓着な場合には病識に欠ける状態を反映した結果と考えられる．

⑥今まで患者さん自身でできていた生活ができない，しないことが多くなったと記載されたときには，日常の実行機能に低下がみられてきていることを反映しており認知症の可能性を考える．

このような問診票を作成し患者さんの状況を診察前に把握することで認知症診療にかかる時間を短縮できるし，診断のための情報を容易に得ることができるので，かかりつけ医・非専門医の先生方にはこのような問診の使用を是非お勧めしたい．

3 患者さんの様子から診断する

 ## 診察室に入室する際の歩行を観察する

患者さんが診察室に入ってくる際の歩行を観察するようにしたい.

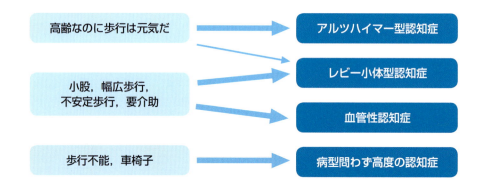

　高齢なのに歩行は元気,すなわち,しっかりした歩行で入室してくる場合にはアルツハイマー型認知症の可能性を考える(アルツハイマー型認知症では,首から下の症状は高度に至らないと出現しない!).小股で小刻歩行,不安定で後方に倒れやすい歩行,歩行動作が緩慢な場合には血管性認知症あるいはレビー小体型認知症を考える.もちろん,この際には頸椎病変や変形性膝関節症などの整形外科的疾患などを除外することが必要である.車椅子で入室してくるときには高度に進展した認知症か,あるいはなんらかの身体疾患を合併している可能性が高い.

 ## 患者さんが椅子に座る様子を観察する

　診察室の椅子に患者さんが座る様子を観察する.アルツハイマー型認知症では首から下に明らかな異常がみられないことから,自分から座る,スムーズに座ることが多い.一方,血管性認知症あるいはレビー小体型認知症では四肢の筋強剛や動作緩慢を反映し,着座がぎこちないあるいは介助を要する場合が少なくない.着座するよう伝えても座ろうとする動作を示さない,あるいは無頓着な場合,病型を問わず高度認知症に進展していることが多い.前頭側頭型認知症では,診察室でじっとしていられず,即座に部屋から出て行こうとする立ち去り現象と呼ばれる行動障害がみられることが少なくない.

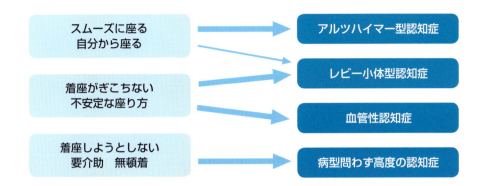

 ## 診察全体から受ける患者さんの印象も大切

一連の診察のなかで患者さんから受ける印象も認知症の判断の一助になることが多い．

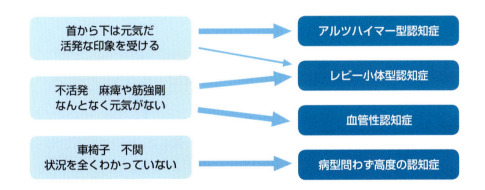

　たとえば，首から下は元気，活発な印象を受けるときにはアルツハイマー型認知症の可能性を考える．全体的に不活発，脱力や筋強剛がみられる，なんとなく元気がないときには血管性認知症あるいはレビー小体型認知症かもしれない．しかし，アルツハイマー型認知症でも自発性の低下や意欲の減退，不関（われ関せず）が前面に出てくる病型では診察で不活発な印象を受けることも多い．車椅子の状態で状況の把握が全くできないときには病型を問わず高度認知症に進展していることが多い．

4 患者さんの問診から診断する

 判断の目安

　診察室で患者さんに問診を行う際，質問とそれに対する患者さんの答えから認知症の有無を判断していくことになるが，忙しい外来のなかで要領よく問診を行うコツを身につけるようにしたい．以下は，著者が物忘れ外来で問診をする際に認知症の有無を判断する目安を示したものである．

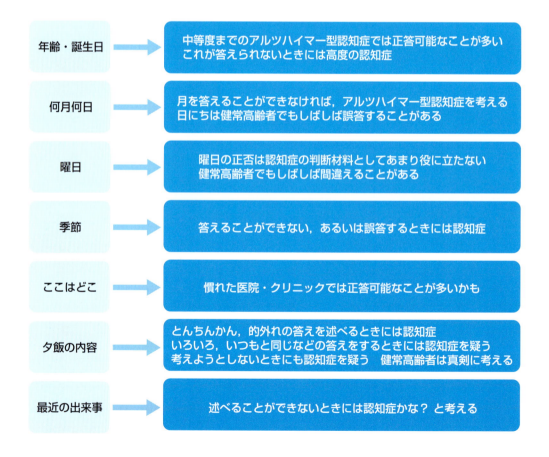

質問項目	判断の目安
年齢・誕生日	中等度までのアルツハイマー型認知症では正答可能なことが多い これが答えられないときには高度の認知症
何月何日	月を答えることができなければ，アルツハイマー型認知症を考える 日にちは健常高齢者でもしばしば誤答することがある
曜日	曜日の正否は認知症の判断材料としてあまり役に立たない 健常高齢者でもしばしば間違えることがある
季節	答えることができない，あるいは誤答するときには認知症
ここはどこ	慣れた医院・クリニックでは正答可能なことが多いかも
夕飯の内容	とんちんかん，的外れの答えを述べるときには認知症 いろいろ，いつもと同じなどの答えをするときには認知症を疑う 考えようとしないときにも認知症を疑う　健常高齢者は真剣に考える
最近の出来事	述べることができないときには認知症かな？と考える

　年齢や生年月日は，認知症が高度に進展した段階でも比較的正答できる，あるいは正答に近い返事をする場合が多いので認知症の有無の判断にはあまり役立たない．言い換えると，自分

の年齢や生年月日を正しく答えられないときには認知症がかなり進んでいると判断できる．診察日の月を間違えるときには認知症の可能性が高い．ただし，月初めの診察では健常者でも前月を答えてしまうことがあるので注意したい．診察当日の日ならびに曜日は，高齢者の場合，認知症でなくてもしばしば混乱をすることがあるので，認知症と年齢に伴う心配いらない物忘れとの鑑別には必ずしも役に立たない．なぜならば，高齢者は日や曜日に拘束された生活をしていることが少ないので，これらを意識していないことが多いからである．現在の季節がわからないときには，認知症に進展していると考えてよい．高齢になって月日の把握が混乱してきても体感として季節感は保持されているはずである．自分が暮らしている今の季節がわからないときには明らかに病的である．場所に対する見当識を評価する際に現在の居場所を尋ねることが多い．しかしながら，長年通い慣れた医院・クリニックの名前は結構覚えていることが少なくない．エピソード記憶を評価する際に夕食の内容を尋ねることが多いが，全く想起できない，とんちんかんな内容を答える，考えようとせずにすぐ「わかりません」と述べる場合には認知症の可能性を考える．健常高齢者は，医師の質問に対して真剣に答えようとする姿勢がみられるものである．最近の出来事も認知症の判断に役立つことが多いが，80歳代後半の女性が社会的関心をどれだけもっているかは不明であろう．

このように考えると，問診から認知症と確実に判断できる項目はない．いくつか問診を行って総合的に認知症の有無を判断することが求められる．そのなかで年齢あるいは誕生日を答えることができない，現在の季節を把握していない場合には認知症と考えてよいようである．月を把握していない，夕飯の内容を全く想起できないときにも認知症が疑わしいといえる．

物忘れの有無を患者さんに尋ね，その反応を観察する

診察の際に雑談の一環として「最近，物忘れをしませんか？」と尋ね，患者さんの回答の吟味と答える様子を観察する．患者さんが「物忘れなんかしない」「年齢相応だから問題ない」などと答えるときには要注意である．高齢者は，自分が物忘れを生じて認知症になることを非常に恐れていることが多い．そのなかで，自分の物忘れを否定する，関心を示さない場合には，むしろ認知症に進展している可能性を疑い，その後の診療を進めるほうがよい．患者さんが質問に答えられないときの様子も観察する．意に介さない，無頓着，困った様子を示さない，あるいは付き添いの家族に手助けや答えを求める場合には背景に認知症が存在することが多い．家族や付き添いに手助けや同意を求めるために振り向く現象は head turning sign（頭部振り返り現象）と呼ばれる．

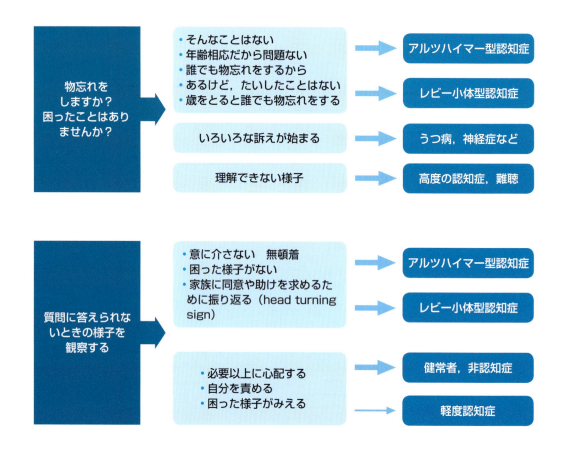

問診で記憶障害を把握するテクニック

　著者は，患者さんに前日の夕食の内容（当日の昼食でもよい）を尋ねることが多い．ただし，朝食の内容を確認する方法はあまりお勧めできない．なぜかといえば，概して朝食は毎日決まった献立が多く，たとえば，ご飯とみそ汁，漬け物あるいはパンとサラダ，コーヒーと患者さんが答えることが多いので，記憶障害の判断に役立たないからである（一般的には毎日決まった出来事は比較的よく覚えていることが多い）．

　健常者であっても前日の夕食の内容を突然問われると即答できないことが多い．とくに食事に関心をもっていないときには意識して覚えていないことが多いかもしれない．夕食の内容を思い出せないか，誤った答えが返ってきたとき，付き添いの家族に患者さんに聞こえるように食事内容を答えてもらう．その後2, 3個，別の質問を行った後，再び夕食の内容を患者さんに尋ねる．アルツハイマー型認知症に進展した患者さんは，記銘力の低下で覚えていられなかったり，会話に関心がなく付き添いの家族の話を聞いていないことから数分前に言われた夕食の内容を答えることができない場合がある．表現が適切ではないが引っかけ的な問診を行うことで患者さんの記憶障害あるいは注意障害の存在を確認できる．

4 患者さんの問診から診断する

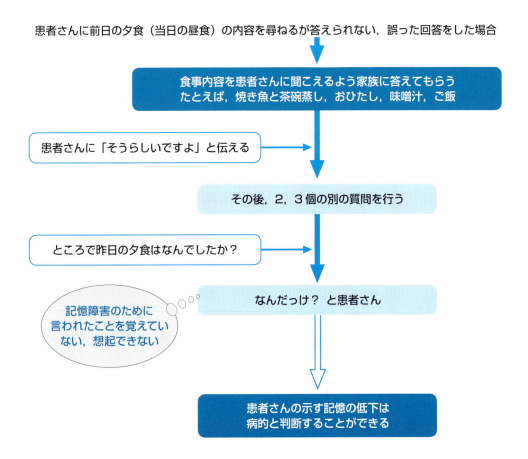

5 身体症状から診断する

アルツハイマー型認知症では首から下の症状はない

　典型的なアルツハイマー型認知症では，歩行障害や筋強剛，動作緩慢などの運動障害や嚥下障害は高度に進展しない限り出現しないのが原則である．物忘れ症状はみられるが首から下の症状がない場合には，アルツハイマー型認知症の可能性を考えながら診療を進めていくようにしたい．しかし，高齢者，とくに女性では変形性膝関節症などの整形外科的疾患を合併している場合も少なくない．アルツハイマー型認知症が疑われる患者さんが示す首から下の症状については，まず整形外科的疾患あるいは他の脳神経疾患の合併を鑑別除外することが必要である．

血管性認知症は幅広歩行

　多発性ラクナ梗塞が原因で生じる血管性認知症は，"細血管病変に伴う認知症"と呼ばれ，わが国で最も多いタイプである．細血管病変に伴う認知症では，血管性パーキンソニズムを合併していることが多い．先生方の外来で高血圧や糖尿病で長年通院している患者さんが，なんとなく元気がない，整容がだらしなくなってきた，物忘れが目立ってきた，尿失禁が多くなってきた，動作が鈍い，転びやすくなってきたときには，この細血管病変に伴う認知症に進展している可能性を考えたほうがよい．診察室に入ってくる際に幅広歩行（wide-based gait）を示す場合，血管性パーキンソニズムの有無，さらに認知機能に問題がないかをまず考えるようにしたい．血管性パーキンソニズムの患者さんすべてが認知症に進展しているわけではないが，かなりの患者さんで認知機能障害をきたしていることが多い．

レビー小体型認知症は転倒しやすい

　レビー小体型認知症でパーキンソン症状を伴うとき，診察室に入室する際の歩行を観察すると小股で不安定な歩行，前屈姿勢，上肢の振りが少ないことに気づかれることが多い．また，病歴聴取から最近転倒しやすいとの情報が得られる場合，レビー小体型認知症あるいは血管性認知症の可能性を頭に浮かべて診療を進める．パーキンソン症状は，筋緊張などの評価を行うと判断しやすい神経症状であるが，神経内科を専門とされない先生方では，神経学的診察まで踏み込む方は少ないと思われる．そこで外見の状態からの判断にならざるをえないが，表情が乏しい（仮面様顔貌），四肢に振戦がみられる（レビー小体型認知症では振戦の出現は少ない），歩行状態（小股，不安定な歩行），姿勢（前屈姿勢）などを十分観察するようにしたい．

6 病歴と患者さんへの問診・診察の組み合わせから診断を考える

　本書の随所で強調していることであるが，認知症診療で大切なことは患者さんの日常生活をよく知る家族や付き添いからの病歴聴取と患者さんへの問診・診察である．この2つのステップで認知症の有無を判断することが大部分の患者さんで可能なことから，高度な医療機器やテスト式認知機能検査のスキルをもたないかかりつけ医の先生方にも認知症診療に十分携わることができると著者は確信している．この病歴聴取と問診・診察のコツあるいはスキルをしっかり身につけておくことが認知症診療では重要なのである．

　家族や付き添いからの病歴聴取と患者さんへの問診・診察の結果にはいくつかのパターンが考えられる．

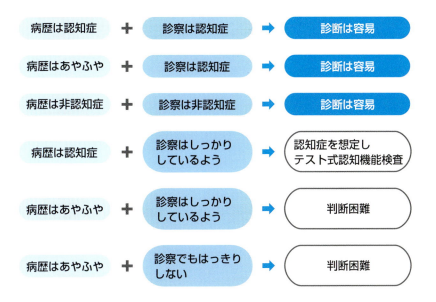

　認知症の診断で最も容易なパターンは，病歴ならびに患者さんへの問診・診察いずれでも認知症の存在が明らかな場合である．病歴からの情報があやふやでも問診・診察で認知症の存在が明らかな場合も認知症と容易に診断することが可能である．病歴があやふやな原因として，家族や付き添いが患者さんの状況に関心をもっていない，病歴を正しく陳述する能力をもっていない，おとなしいタイプの認知症なので周囲が重大に考えていないことなどが想定される．また，病歴ならびに問診・診察で全く問題がないときには非認知症の診断は容易である．

　診療で困るパターンは以下の場合である．

31

診断編 Ⅱ 病歴・問診・診察

①病歴では認知症が疑われる情報が得られるが問診・診察では患者さんが比較的しっかりしている場合.

②病歴はあやふやであるが問診・診察で患者さんが比較的しっかりしている場合.

③病歴ならびに問診・診察いずれもあやふやな場合.

①では, 患者さん, とくにアルツハイマー型認知症患者さんでは外面がよい, 取り繕いが上手なことから問診・診察ではうまく立ち回っている可能性が考えられる. 認知症を想定し, 次のステップに進んでいくことになる. ②では, 病歴が判断の材料にならず, さらに患者さんは一見しっかりしているようにみえるので認知症の有無を見極めることが難しくなってくる. ③のケースでは, さらに認知症の有無を判断することが困難である.

しかし, ②ならびに③の場合, 家族や付き添いは, なにかおかしいと感じるから医療機関に連れてきているのである. いずれにしても病歴と問診・診察だけから認知症の有無を判断することはできないので, テスト式認知機能検査や脳画像検査などが必要になってくる. しかし, 認知症診療は専門ではないのでテスト式認知機能検査が苦手だったり, 医院・クリニックにCT, MRI などを備えていない場合には最寄りの認知症専門医療機関に紹介するのがよい. 最寄りに認知症専門医療機関がない場合には自施設でフォローしていくことになる. この場合の対策は, 「**診断を確定できないときの対応策**（p.98）」を参照されたい.

その他の検査

認知症診断のフローチャート

 家族からの情報収集 ＋ 患者さんの問診・診察 ▶▶▶ 認知症の有無判断は可能！

テスト式認知機能検査
1. HDS-R を考える ➔ (p.34)
2. 時計描画テストの有効性 ➔ (p.40)

臨床検査
3. 診断に役立つ臨床検査 ➔ (p.43)

画像検査
4. 脳形態画像検査の意義 ➔ (p.44)
5. 脳機能画像検査の意義 ➔ (p.52)

 注意
- ▶ テスト式認知機能検査の結果を重視しすぎてはならない！
- ▶ 脳画像検査は，認知症診療では補助診断にすぎない！ 大切なことは病歴と患者さんの診察・問診！
- ▶ 脳画像検査の結果だけで認知症の有無を判断してはならない！

診断編　Ⅲ　その他の検査

テスト式認知機能検査

1　改訂長谷川式簡易知能評価スケール（HDS-R）を考える

テスト式認知機能検査は必要か？

「認知症を診断する際，改訂長谷川式簡易知能評価スケール（HDS-R）を施行しなければいけないものか？」とかかりつけ医の先生方から質問を受けることがしばしばある．テスト式認知機能検査が認知症診療に必須なものかとの問いに対して"答えはNO"である．これらのテスト式認知機能検査を施行しなくても認知症の診断はできることを著者は強調したい．

著者は，日常臨床では"患者さんの生活状況をよく知る家族あるいは周囲の人々からの詳細な病歴聴取"と"患者さんへの問診・診察"の2つのステップによって認知症の有無を判断することはほとんどの場合で可能ではないかと考えている．言い換えると，この段階で認知症の有無を判断できないとき，その後にテスト式認知機能検査を行ってもなかなか確定的な結論を出せない場合が多いように感じている．たとえば，病歴や患者さんへの問診・診察で認知症の有無を判断できないとき，HDS-Rを施行しても20点前後の成績を示すことが少なくない．仮に20点だったとき，認知症と診断してよいだろうか？　よいはずはない．結局，病歴や問診・診察にて認知症か否か微妙な段階に位置する患者さんでは，テスト式認知機能検査を行っても比較的良好な成績を示すことが少なくないので認知症の有無を判断する材料にならないことが多いのではなかろうか．

❖テスト式認知機能検査の利点

テスト式認知機能検査を施行する利点として，①結果が点数で表示されるので患者さん本人や家族が診察結果を受け入れやすい，医師の側からみると診断補強の証拠として活用できる，②経時的にテスト式認知機能検査を行うことで患者さんの認知機能障害の推移を客観的に把握できる点が挙げられる．

テスト式認知機能検査は施行したほうがベターだが，必ずしも施行しなくても認知症の診断はできる！

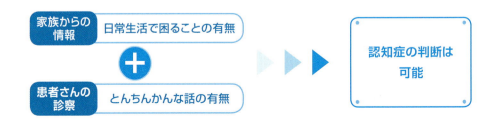

医師の立場からみると，テスト式認知機能検査を施行しなくても患者さんの生活状況を把握することで認知症の有無を判断できる場合が多い．しかし，家族の立場からみると，病歴聴取や問診だけでなくきちんと検査をしたうえで認知症があるのか否かを決めてほしいと考えている場合も少なくない．その場合，「このような検査でこれだけの点数を示していたので認知症と判断できます」と伝えると，家族は医師の診断をより受け入れやすい．

初診時にあるテスト式認知機能検査を施行しておくと，経過中に同じ検査を繰り返すことで患者さんの認知機能障害の推移を点数で示すことが可能になる．たとえば，初診時 HDS-R が 17 点の患者さんが半年後に 13 点に低下したとき，「テストの結果ではやや認知機能が悪化していますね」と説明できるし，反対に 21 点に増加したならば，「テストの結果では 4 点ほど点数が改善してきています．ドネペジル塩酸塩（以下ドネペジルと略，アリセプト®）が効いているのでこのまま継続して服薬していきましょう．現在の介護でよいと思います」などと説明することができる．

HDS-R 総得点の解釈のしかた

HDS-R は，20/21 点が認知症疑い／非認知症の境界点となっている．しかし，認知機能を評価するすべてのテスト式認知機能検査にいえることであるが，検査結果は検査時の患者さんのやる気や集中力，聴力の良否，体調，検査環境など多くの要因によって左右されることを銘記しておくべきである．とくに 70 歳代，80 歳代の健常高齢者の場合では必ずしも HDS-R で 21 点以上を獲得できるわけではない．健常者 161 名を対象に HDS-R 総得点の分布を検討した著者のデータでは，70 歳代では 16％，80 歳代では 14％が 20 点以下の成績であった（**表Ⅲ-1**）．この年齢層では認知症を疑われ外来を受診することが多い．HDS-R 総得点の解釈には注意が必要である．

境界点近傍の患者さんの総得点の解釈には慎重であるべきことを忘れないようにしたい．また，HDS-R などの検査は，あくまでも患者さんがもつ知識を中心とした評価にすぎない．たとえば，HDS-R が 25 点前後の高得点を獲得する患者さんが日常生活で同じ物を何回も買ってくる，散歩に出ると迷子になるなど生活上で支障をきたしていると家族から訴えられることは認知症診療に携わる医師ではよく経験することである．認知症診療でより大切な点は，テスト式認知機能検査の結果よりも患者さんの日常生活上の情報である．

> **注意**
> テスト式認知機能検査の結果だけで認知症の有無を判断してはならない!!

診断編 Ⅲ その他の検査

表Ⅲ-1 年齢層別にみた健常者161名のHDS-R得点分布

	30歳代 (2)	40歳代 (8)	50歳代 (12)	60歳代 (30)	70歳代 (80)	80歳代 (28)	90歳代 (1)	全体 (161)
15					2	1		3
16								
17					3			3
18					1	2		3
19				2	1			3
20				1	6	1		8
21					4	3		7
22					3	1		4
23				1	2	1		4
24		1	1	1	5	1		9
25					2	5		7
26			2	5	12	3	1	23
27		1	4	3	10	4		22
28			1	8	8	1		18
29		1	3	5	13	3		25
30	2	5	1	4	8	2		22
平均得点	30.0	28.8±2.2	27.4±1.7	26.8±3.1	25.3±4.0	24.6±3.9	26.0	25.9±3.7

（　）内は人数

(川畑信也：物忘れ外来ハンドブック アルツハイマー病の診断・治療・介護. p.72, 中外医学社, 2006)

総得点だけでなく下位項目にも注目すると診断を下しやすい

臨床像とHDS-R総得点の組み合わせから診断を下す際のパターンを示した．

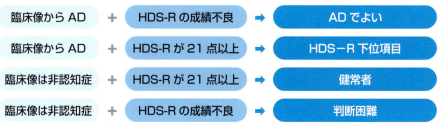

AD：アルツハイマー型認知症

　先生方が臨床像からアルツハイマー型認知症を疑い，HDS-Rが20点以下であった場合には，その診断に迷うことはないと思われる．問題は，臨床像からアルツハイマー型認知症を疑ったがHDS-Rで21点以上を獲得した患者さんの診断である．臨床像を重視すればアルツハイマー型認知症の可能性を考えるが，HDS-Rでは非認知症の範疇に位置することになる．先生方が診断に迷うことになるかもしれない．あるいはHDS-Rがよい得点を示すことから非認知症と診断してしまうかもしれない．

この場合には総得点だけでなく，HDS-Rの下位項目に注目すると診断の手助けになることもある．

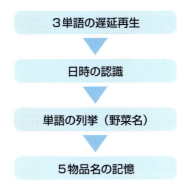

アルツハイマー型認知症では，まず3単語の遅延再生課題で支障がみられ始めることが多い．さらに日時の把握，単語の列挙（1分間に野菜名を答える問題），5物品名の記憶の得点が不良となる．したがって総得点が21点以上ある場合には，この4つの下位項目を検討することでアルツハイマー型認知症の診断を下すことができる．たとえば，臨床像からアルツハイマー型認知症を疑った患者さんで，3単語の遅延再生課題が0点の場合には総得点の良否にかかわらずアルツハイマー型認知症の可能性がより高いといえる．極端な場合，HDS-Rが24点あってもこの3単語の遅延再生課題が0点ならばアルツハイマー型認知症と考えてよい．臨床像では非認知症と考えた患者さんでHDS-Rが21点以上あったときにも診断に迷うことはない．一方，臨床像では非認知症と考えた患者さんがHDS-Rで20点以下しか獲得できない場合には，臨床像とHDS-Rのみでは判断を下すことが困難である．認知症専門医療機関に紹介をしたほうがよい．

テスト式認知機能検査よりも臨床像を把握することが重要！

日常診療では，テスト式認知機能検査にこだわるよりも患者さんの日常生活をよく知る家族や周囲の人々から得られる臨床像の正確な把握のほうが重要である．臨床像とテスト式認知機能検査の結果に大きな乖離のみられる事例を紹介する．

> **76歳，男性，元校長**
> **アルツハイマー型認知症，HDS-Rが高得点であった事例**
>
> 70歳を超えた頃から自家用車の運転で自損事故が頻繁になってきた．本人は事故について深刻に考えていない．行き慣れた場所に行けない，薬の管理ができない，着替えをしないなどの症状がみられる．初診時HDS-Rは28点であった．ドネペジル（ア

リセプト®）を開始し経過をみているが1年後のHDS-Rも27点と高得点を示していた．しかし，お嫁さんによると，時間の把握が混乱しており，午後11時に大きな音を立てて掃除機をかける，お茶を急須からこぼし床一面が濡れているのを気にせずその上を歩く，300万円を親戚に貸していると言っていたが実際には500万円を貸していた，出かける予定の1時間前から玄関先で待っている，数か月前に受けた健康診断を全く覚えていない（そんな検査はしていないと本人は述べている）など，明らかに日常生活に支障をきたしている．付き添いのお嫁さんは，自宅内では上述の行動障害がみられるのに外ではしっかりした対応をするので，家族に嫌がらせをしているのではないかと戸惑っていた．

このように日常生活上の様子とテスト式認知機能検査の結果に大きな乖離がみられる事例をときどき経験する（「**病歴とテスト式認知機能検査の結果に乖離がみられるとき（p.105）**」を参照）．このような場合は，以下のように家族に説明するとよい．

「テスト式認知機能検査は，患者さんのもっている知識を主に評価する部分が大きいのです．これらの検査結果は，日常生活で患者さんが示す物忘れの症状や行動障害とは必ずしも並行しないことがあります．日常生活では，とんちんかんな行動が多い患者さんがテスト式の検査を行うとしばしば高得点を示すこともあるのです．大切なことは，患者さんが示す日常生活上の症状です．この点を第一に対応や介護を考えればよいかと思います」

HDS-R施行の実際

ここではHDS-Rを施行する際の手順や注意点を具体的に述べる．診療で多忙な先生方が実際にHDS-Rを施行するのは難しいと推測される．医院・クリニックで働く医療スタッフ（看護師あるいは事務スタッフ）に手順や注意点を習得してもらい施行してもらうとよいかもしれない．**表Ⅲ-2**は，著者が開設する物忘れ外来で施行しているHDS-Rの実際の手順を示したものである．著者の施設での手順を参考にして頂きながら，その施設で決まった様式で評価していくのがよいと思われる．手順に多少の違いはあっても，その施設で統一した手順で行うことで経時的な変化を評価する際に高い信頼性を得ることが可能になる．

❶ 改訂長谷川式簡易知能評価スケール（HDS-R）を考える

表Ⅲ-2　HDS-R 施行手順

開始前：実施にあたっては環境の整備をしておく
- 検査者の声はしっかり聞き取れているか
- 周囲に余分な刺激はないか（テレビの音，窓の景色など）
- 検査者に注目しやすい位置に座っているか

導　　入：「今から記憶力や集中力の検査をします．検査の前にお名前と生年月日，お年を教えて下さい」
（問題1）　※一度の質問で答えられない場合は1つずつ聞いていく．
　　　　　例）「誕生日はいつですか」「年は何歳ですか」
　　　　　※生年月日の応答が曖昧または答えられない場合は，以降の検査で質問の理解がスムーズでない
　　　　　場合や，答えられない反応が多い可能性が高い．
　　　　　※導入部分の反応で問題2以降の質問のしかたや答えてもらう時間に配慮する．
- 言い回しを簡単にする
- 1つずつ質問する
- 励ましつつ答えを促す
- 質問が理解できない場合はその問題は見合わせる　　　など

検査内容：「ではいくつかお聞きしますので教えて下さい」
（問題2）　「今日は何月何日ですか」と聞き「何曜日ですか」「何年ですか」と聞く
　　　　　※日時の質問に迷ったり「わからない」と答える場合が多いので，採点項目にはないが「季節は
　　　　　いつ頃ですか」と質問する．季節で正答する，大きく外れていなかった場合は再度日付を質問
　　　　　すると「わからない」といった答え以外の応答が得られやすい．
（問題3）　「私たちが今いるところはどういったところですか」
　　　　　※地名を答えようとする場合も多いので，地名ではなくどのような性質の場所かを答えてもらう
　　　　　よう促す．
　　　　　※待っても答が出てこない場合は選択肢から選んでもらう．
　　　　　例）「ここは○○さんの家ですか，病院ですか，施設ですか」
（問題4）　「では今度はこれから私が言う3つの言葉を言ってみて下さい．あとでまたお聞きしますのでよ
　　　　　く覚えておいて下さい」といって3つの言葉を言ってもらう．
　　　　　「例：さくら・ねこ・でんしゃ」
　　　　　「では今の言葉をもう一度言って下さい」
　　　　　※ここで3つとも言えない場合は3回まで繰り返して聞いてもらう．
（問題5）　「今度は計算をしていきます．100から順番に7を引いて下さい」
　　　　　「100引く7はいくつですか」正答の場合は
　　　　　「ではそこからまた7を引くといくつですか」と質問する．
　　　　　※2回目の計算では「93引く7は」という聞き方はしない．
（問題6）　「次は数字の作業をします．私がこれから言う数字を聞いた順番とは逆に言って下さい」と言い
　　　　　練習をしてもらう．
　　　　　「たとえば私が『5－9』といった場合，逆からなのであなたは『9－5』と言って下さい」
　　　　　※逆唱が理解できれば問題に進む，理解不十分な場合は適宜2桁の例題を行う．
　　　　　※逆唱することが理解できない場合は問題を見合わせる．
（問題7）　「では先ほど覚えてもらった言葉を思い出して言ってみて下さい」
　　　　　※質問に対して何を答えるか理解できていないようであれば「先ほど計算をする前に覚えてもら
　　　　　った言葉をもう一度思い出して下さい」と回答を促す．
　　　　　※出てこなかった場合はヒントを与える．
（問題8）　「今度は品物をお見せします．その名前を教えて下さい」といって物品を1つずつ見せ名前を言
　　　　　ってもらう，もしくは検査者が名前を言いながら目の前に並べていく．
　　　　　「この品物を覚えて下さい」と言い，一通り見てもらってから物品を隠す．
　　　　　「先ほどここに何がありましたか」と質問する．
　　　　　※物品名は検査者が最初から言ってもよいが，患者さんが使っている物品名と異なる場合もある
　　　　　ので，物品名の想起に問題がなければ患者さんに先に名前を言ってもらい確認をする．
（問題9）　「では最後に知っている野菜の名前をできるだけたくさん言って下さい」
　　　　　※10秒ほど待っても想起できず時間がかかったところで終了にする．
　　　　　※言葉を言ううちにカテゴリーが果物などへ移行してしまう場合もある．その場合は「野菜の名
　　　　　前です」と適宜カテゴリーの修正を促す．

診断編 Ⅲ その他の検査

テスト式認知機能検査

2 時計描画テストの有効性

 ## 時計描画テストとは？

　患者さんに白紙上に時計（指定した時刻の記入を含む）を描かせ，その結果を評価する心理検査である．短時間で施行することができ患者さんの心理的負担の少ない検査といえる．HDS-Rなどのテスト式認知機能検査は，いかにも検査をされているとの気持ちを患者さんがもちやすく，患者さんによっては嫌がる，拒否する，あるいは怒り出す場合がある．時計描画テストは患者さんがゲーム感覚で施行することができる検査かもしれない．時計描画テストには，多くのバリエーションがみられ，全くの白紙に時刻を含めた時計全体を描画させる方法や，あらかじめ外枠の円を描いてある白紙に文字盤や時刻を記入する方法，針の示す時刻も1時45分あるいは11時10分，4時45分など検査の方法は多彩である．

　時計描画テストは，軽度〜中等度の認知症の検出には有効であるが，ごく軽微な段階の認知症にはあまり有効ではないとの意見[1]もみられる．すべてのテスト式認知機能検査にいえることであるが，検査結果が不良の場合には認知機能障害が存在する可能性が高いが，結果が正常範囲だからといって認知機能の低下がないとは必ずしもいえないことを忘れないようにしたい．とくに時計描画テストでは，評価方法が必ずしも確立されていないことから，結果の解釈には慎重さが求められる．

 ## 時計描画テストの実際

　時計描画テストは，報告者によって手順や評価のしかたが多岐にわたることは前項で述べた．本書では，著者が使用している時計描画テストCLOX[2]についての手順や注意点を解説する．
　CLOXは2つの課題から構成される．ステップ1は自発描画課題，ステップ2は模写描画課題である．準備するものはA4サイズの検査用紙（白紙）と鉛筆だけでよい．

　検査用紙（A4）は○が描かれている面を表とし表側を向け準備しておく（被検者にあらかじめ○を見せることで，以降の描画課題で時計の外形が丸であることを印象づける）．次いで，課題を実施する際に検査用紙を裏側に向け，検者が「1時45分を示す時計の絵を描いて下さい．針と文字盤の数字は子供でも読めるように描き込んで下さい」と教示する．教示は被検者が完全に理解できるまで繰り返し行ってよいが，被検者が一度描画を開始した以降は助言を一切してはならない．ここで描画されたものをCLOX1とし評価する．

次に検査用紙を表側（○が記載されている）に向け被検者に見えるよう，○を利用して検者が時計を描いていく．検者は，まず12，6，3，9と数字を配置し，その後，ほかの数字を続けて書き入れていく．次に1時45分に針を配置し針に矢印をつける．その後，検者が描いた時計を検査用紙の右下に模写するよう被検者に指示する．ここで描画されたものをCLOX2とし評価する．

表Ⅲ-3は，CLOXの評価項目と評価方法を示したものである．図Ⅲ-1は，アルツハイマー型認知症患者さんにみられたCLOXの代表的な結果を示したものである．

表Ⅲ-3　CLOX手順

配点	構成要素	CLOX1	CLOX2
1	時計に見えるか		
1	円からはみ出していないか		
1	直径は1インチ（2.54cm）より大きいか		
1	すべての数字が円の中にあるか		
1	12，6，3，9を最初に書き込んだか		
2	★空間は完全か（12と6のつり合いは取れているか） 　（この項目のみ2点配点で2点の場合は＊項目はとばす） ＊空間の誤りがある場合，修正や消したあとはあるか	★ ＊	★ ＊
1	アラビア数字のみ書かれているか		
1	1〜12のアラビア数字はあるか（分表記となっていないか）		
1	1〜12の数列は順序間違いや脱落，追加はないか		
1	2本の針のみ書いてあるか		
1	短針は1と2の間にあるか		
1	2本の針に矢印はついているか		
1	長針は短針より長いか		
1	以下のようなことはないか 　①針は4時や5時をさしていないか 　②1時45分か 　③針や文字盤の付加はないか 　④他の文字や言葉，絵はないか 　⑤円の下から何か追加はないか		
	総得点	/15	/15

診断編　Ⅲ　その他の検査

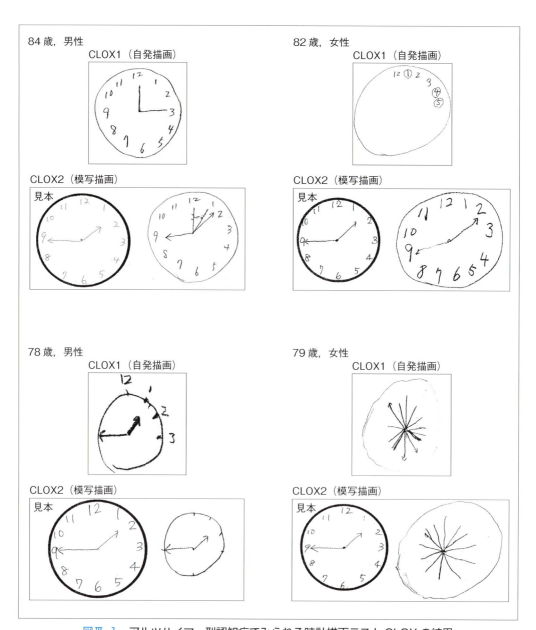

図Ⅲ-1　アルツハイマー型認知症でみられる時計描画テスト CLOX の結果

臨床検査

3 診断に役立つ臨床検査

著者は，認知症患者さんを診療する際に臨床検査として血中ホモシステインと血清銅を測定している．

 ## 血中ホモシステインの測定

血中ホモシステイン値は，脳血管障害の危険因子だけではなくアルツハイマー型認知症でも有意に高値を示すとされ，アルツハイマー型認知症と診断された患者さんの約40％で高ホモシステイン血症を示すといわれる[3]．高ホモシステイン血症がアルツハイマー型認知症の成因になっているのか，アルツハイマー型認知症に進展した結果として高値を示すのかについては現在わかってはいない．

以前著者が検討した結果では，アルツハイマー型認知症226名中79名35.0％で高ホモシステイン血症がみられた．非認知症患者さんでは22名中2名9.1％にすぎなかった．

高ホモシステイン血症がみられるからアルツハイマー型認知症であると短絡的な診断は当然すべきではない．しかし，病歴や臨床症状からアルツハイマー型認知症を疑う患者さんで高ホモシステイン血症が判明した際にはアルツハイマー型認知症の可能性がより高いと考えられるかもしれない．

 ## 血清銅の測定

アルツハイマー型認知症では，血清銅値が高値を示すことが報告されている[4,5]．著者の検討では，健常者群では10％であったのと対照的に，アルツハイマー型認知症では124名中41名33.1％で血清銅高値が認められている．

ホモシステインと同様に血清銅が高値を示したからといって即座にアルツハイマー型認知症と診断されるわけではない．臨床像でアルツハイマー型認知症が疑われる患者さんの診断の参考になる程度と理解しておいたほうがよい．

診断編　Ⅲ　その他の検査

画像検査

4　脳形態画像検査の意義

脳形態画像検査で認知症の診断はできるのか？

　認知症診療を行っていると，「MRIで異常がみられないから認知症の心配はいらないでしょう」「MRIでは年齢相応の脳萎縮ですから認知症ではないでしょう」などと他院で言われましたと訴えて著者の物忘れ外来を受診する患者さんが時折みられる．診察すると明らかに認知症に進展している事例が多い．CTやMRIなどの脳形態画像検査の意義を誤って理解している医師がみられることは残念である．著者が考える認知症診療における脳画像検査に関する本当のことを呈示した．

- 脳画像検査で認知症の診断はできない，補助診断にすぎない
- 年齢相応の脳とは何かの決まりはない．脳萎縮と認知症の存在はリンクしない
- 脳萎縮が目立たない認知症も多い．とくに初期の段階では脳萎縮は目立たない
- 歳をとっても脳萎縮があまり目立たない人もいる
- 脳萎縮の程度と認知症の重症度は必ずしも平行しない

　年齢相応の脳萎縮についての定義はないといえる．そもそも脳萎縮を正確にかつ厳密に評価する方法などはない．臨床経験から，認知症の重症度が進むに従ってMRIなどで観察される脳萎縮も進んでいく傾向は確かにあるかといえる．しかしながら，それは全体としてみた場合の傾向であって，個々の患者さんの場合に当てはまるわけではないことを銘記しながら診療を進めていきたい．ここでは，脳形態画像検査の意義について述べてみたい．

　著者がMRIなどの脳形態画像検査を行う主な目的は，頭蓋内に器質的疾患がみられるか否かを調べるためである．慢性硬膜下血腫や脳腫瘍などの治療可能な認知症を除外する，併存する脳血管障害の有無を確認することが検査の主な目的である．また，VSRAD（voxel-based specific regional analysis system for Alzheimer's disease）を利用した補助診断的な役割もMRIを施行する目的の1つであるが，これに関しては次頁で解説する．

　家族から聴取した病歴や患者さんへの問診・診察によって認知症（アルツハイマー型認知症あるいはレビー小体型認知症など）が疑われるとき，CTやMRIによって認知症を生じうるあるいは認知症と類似の病態を示す頭蓋内器質的疾患を確実に除外することが必須である．そのために脳形態画像検査が必要なのである．脳形態画像検査だけで認知症の有無を判断してはならない．

CTとMRIではどちらを施行したほうがよいか？

　頭蓋内微小病変の探索や頭蓋内外の主要血管の状態を把握できる点からMRIを施行するほうがベストであるが，日常の認知症診療ではCTを施行するだけで十分ではないかと著者は考えている．脳形態画像検査を行う第一の目的は，認知症の原因となる頭蓋内の器質的疾患を除外することである．この本来的な意義を考えるならば，かかりつけ医・非専門医の先生方には少なくともCTだけは是非施行して頂きたい．臨床像から明らかにアルツハイマー型認知症あるいはレビー小体型認知症と診断できる事例であっても慢性硬膜下血腫などの頭蓋内器質的疾患を合併する可能性はゼロではない．病診連携などを利用して近くの医療機関に脳形態画像検査を依頼することを忘れないようにしたい．

アルツハイマー型認知症診断支援ツールVSRADの利用とその意義

　早期アルツハイマー病（AD）診断支援システムであるVSRADは，アルツハイマー型認知症でみられる海馬傍回付近の萎縮の程度を数値化することで診断を支援するツールであるが，かかりつけ医の先生方が実際にVSRAD解析に関わることはほとんどないと推測される．日常臨床では，認知症専門医療機関から紹介される患者さんにこのVSRADの結果がつけられている場合，あるいは病診連携などで基幹病院に依頼したMRI検査の結果にVSRADがつけられている場合が想定されることから，VSRADについて必要な知識だけは身につけておくほうがよいかもしれない．

知っておくべきVSRADの基本

①アルツハイマー型認知症の早期からみられる海馬傍回の萎縮の程度をMRI画像をもとに画像処理，統計解析を行ったものである．
②50～86歳までの患者さんを対象として検査を行う．
③海馬傍回の萎縮の程度は，関心領域における正のZスコアの平均値で表示される．Zスコアは，被検者画像と健常者平均画像を統計比較した結果，平均値からどれだけの標準偏差分離されているかを示すものである．
④たとえば，Zスコアが2の場合，被検者が平均値から標準偏差の2倍を超えた位置に存在することを示している．
⑤海馬傍回の萎縮の程度が6以上の場合には解析エラーが想定されることから，VSRADの結果は参考にならない．

　以上を簡単にまとめると，海馬の萎縮の程度が健常者と比べてどれだけ進んでいるかを数字で表示できる解析法であるが，本書の随所で強調しているように脳画像検査は補助検査にすぎない．脳画像検査によって認知症の有無を判断してはならない．判断できないことを心に留め

診断編 Ⅲ その他の検査

ておくべきである．

　VSRADの理解の助けとなるよう，図Ⅲ-2に典型的なアルツハイマー型認知症のVSRADの解析結果のレポートを示す．

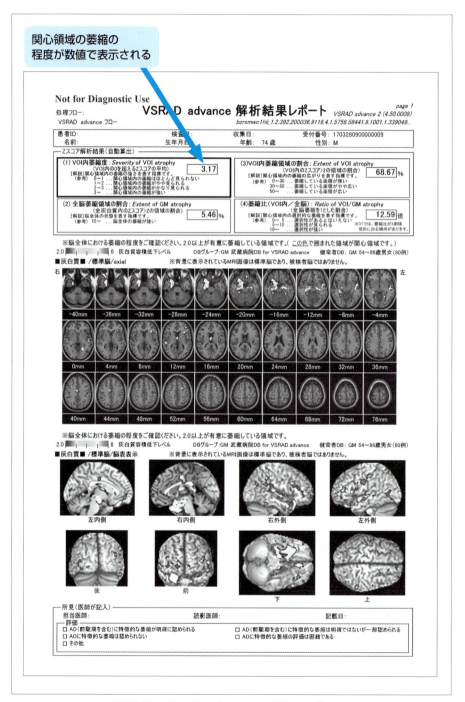

図Ⅲ-2　VSRAD advance 解析結果レポート

VSRAD 結果の解釈について

　標準的な解釈では，健常者における海馬傍回の萎縮の程度は 1 以下とされている．しかし，日常診療のなかで実際に VSRAD を使用してみると，アルツハイマー型認知症でも萎縮の程度が 1 以下の場合もあれば，健常者でも 2 以上を示すことをしばしば経験する．

　図Ⅲ-3 は，健常者 113 名とアルツハイマー型認知症 443 名を対象に VSRAD からみた関心領域の萎縮の分布をみたものである．健常者では半数近くで関心領域の萎縮の程度は 1 未満であったが，12.4% では 2 以上を示していた．また，アルツハイマー型認知症でも 1 未満が 9.9% に認められている．図Ⅲ-4 は，関心領域の萎縮の程度（1 未満と 1～2 未満，2～3 未満，3 以上の 4 群）から健常者とアルツハイマー型認知症の割合を示したものである．2 以上を示す患者さんの 90% 以上では診断名はアルツハイマー型認知症である．1～2 未満の範囲では，3/4 の割合でアルツハイマー型認知症が占めている．1 未満では，健常者とアルツハイマー型認知症が半々の割合になっていることがわかる．

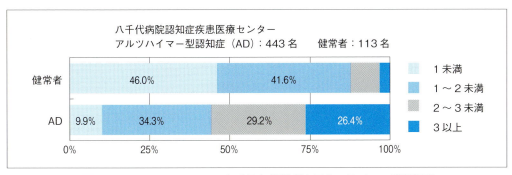

図Ⅲ-3　VSRAD advance からみた健常者とアルツハイマー型認知症

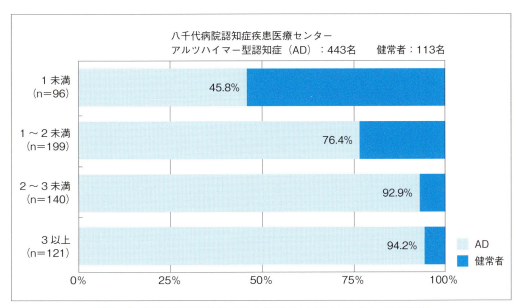

図Ⅲ-4　海馬萎縮の程度からみた健常者とアルツハイマー型認知症

この結果から著者は，①海馬傍回の萎縮の程度が2以上を示す場合にはアルツハイマー型認知症の疑いがより強い，②1〜2未満の間では健常者とアルツハイマー型認知症が混在する，③1以下では，アルツハイマー型認知症（軽度の場合が多いと思われる）と健常者を判別することが困難である，と考えている．

　著者は，臨床像とVSRADの関係を以下のように考え，診断を進めている．

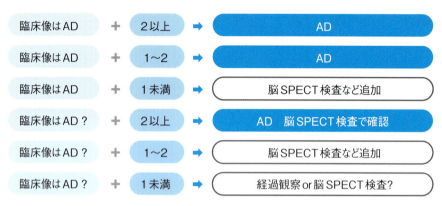

AD：アルツハイマー型認知症

　臨床像がアルツハイマー型認知症に合致しているとき，関心領域の萎縮の程度が①2以上を示す場合にはアルツハイマー型認知症と確診，②1〜2の範囲の場合にはアルツハイマー型認知症の可能性が高い，③1未満の場合にはアルツハイマー型認知症を視野に入れて脳SPECT検査などを追加し診断確定を目指す．

　一方，臨床像がアルツハイマー型認知症らしくないと感じるとき，④2以上を示す場合にはアルツハイマー型認知症の可能性を考え脳SPECT検査などを追加する，⑤1〜2の範囲の場合には，患者さんや家族の意向を尋ねて脳SPECT検査を施行する，⑥1未満の場合には，半年前後の経過観察とするか，さらに脳SPECT検査に踏み込むか個々の事例で判断を考える．

　日常臨床では，以下に示す事例のように，アルツハイマー型認知症と診断されても海馬傍回

81歳，女性
VSRADで海馬の萎縮が目立たないアルツハイマー型認知症の事例（1）

77歳頃から，同じことを何回も言う，通帳のしまい忘れ，自宅内をうろうろする行動障害がみられ始め，緩徐に進行・悪化している．初診時，mini-mental state examination（MMSE）は16点，Japanese version of the Alzheimer's disease assessment scale-cognitive subscale（ADAS-Jcog.）は17点を示しアルツハイマー型認知症と診断した．初診時のVSRADの海馬傍回の萎縮の程度は0.57であった．

ドネペジル（アリセプト®）5mgで外来フォローをしているが，1年後の結果も0.67とVSRADでの萎縮の程度に悪化はみられていない．

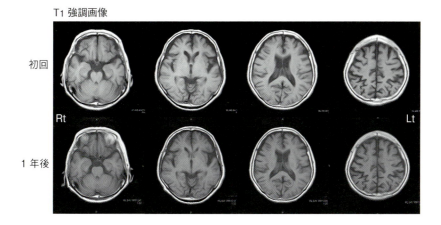

T1強調画像
初回
1年後
Rt　Lt

80歳，女性
VSRADで海馬の萎縮が目立たないアルツハイマー型認知症の事例（2）

76歳頃から物忘れがみられ始めた．79歳時に物盗られ妄想と徘徊が一時出現していたが1年後には消失している．現在，季節に合った衣服の選択が困難，入浴しない，家族に悪態をつくなどの症状がみられる．初診時，MMSEは20点，ADAS-Jcog.は13点であった．MRIでは，脳内に局在病変はみられず，VSRADの海馬傍回の萎縮の程度は0.69であった．

診断編　Ⅲ　その他の検査

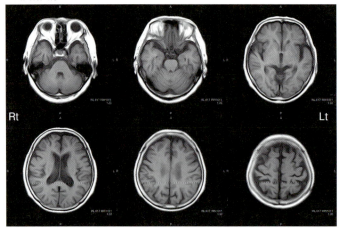

T1強調画像

81歳，男性
VSRADで萎縮が目立つ非認知症の事例（1）

患者さん本人が物忘れ，主として人名想起困難を気にして物忘れ外来を受診した．妻によると，たまに道順を間違えることはあるが，すぐ後で気づくとのことであった．診察室では疎通性は良好で会話に問題はない．MMSEは25点（日時4/5可，場所5/5可，計算4/5可，3物品の再度復唱2/3可），ADAS-Jcog.は10点（著者のデータでは2～8点が正常範囲，12点以上を認知症疑いと判断している），neuropsychiatric inventory（NPI，行動障害・精神症状を評価する検査）は4点（無関心）．MRIでは脳内に局在病変はみられず，VSRADの海馬傍回の萎縮の程度は2.97であった．

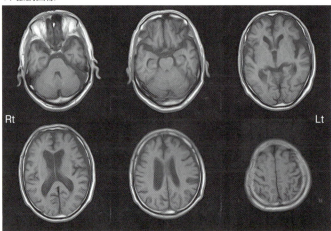

T1強調画像

72歳，男性
VSRADで萎縮が目立つ非認知症の事例（2）

患者さんによると，自分ではそんなに感じないが，車を運転中に左右どちらに行くのか混乱することがある．広い駐車場に置いた自分の車を見つけるのに苦労することがあった．パソコン操作などは今までどおりできるし，週3回のアルバイトも問題なくこなしている．MMSEは27点，ADAS-Jcog.は7点（著者のデータでは2～8点が正常範囲，12点以上を認知症疑いと判断している），NPIは0点．MRIでは，ラクナ梗塞がみられ，VSRADの海馬傍回の萎縮の程度は2.62であった．2005年と2007年に施行している脳ドックのMRI（VSRAD解析は未施行）でも同様の脳萎縮がみられるが経年的な変化はない．

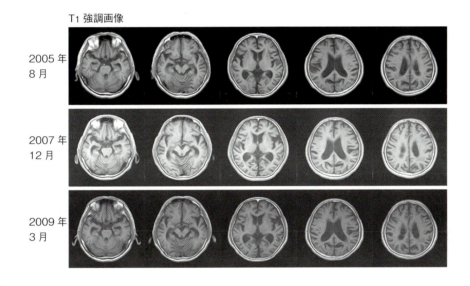

T1強調画像
2005年8月
2007年12月
2009年3月

の萎縮の程度が1以下の事例や臨床像では明らかに非認知症であっても2以上を示す事例があるので，VSRADはあくまでも臨床診断の補助的役割と解釈しておいたほうがよい．

われわれ臨床医に求められていることは，外来を受診した患者さん1人ひとりについての臨床診断である．多数を対象とした臨床検討や検査結果が個人すべてに当てはまるわけではないことを銘記すべきである．

著者は，VSRADがアルツハイマー型認知症の診断を進めるうえで果たしてきた功績は大と考えているが，同時にVSRADで算出される数値のみでアルツハイマー型認知症を診断しようとする風潮を高めてきたこともまた事実ではないかと考えている．その理由としてVSRADそのものの問題ではなく，これを使用する医師側の意識あるいは姿勢の問題ではないかと思う．認知症診療における脳画像検査の意義あるいは役割を正しく認識できていない，あるいは理解しようとしない医師が少なからず存在することは残念である．

診断編　Ⅲ　その他の検査

画像検査

5　脳機能画像検査の意義

　脳機能画像検査，すなわち，SPECTやPETがかかりつけ医の先生方の医院・クリニックで検査されることはまずないと思われる．しかし，これらの検査が認知症診療で診断補助に使用されること，認知症専門医療機関からの紹介状や報告書にこれらの検査結果が記載されている場合もあることから，本書ではかかりつけ医の先生方が知っておくべき脳機能画像検査の基本に関して解説する．本項では，アルツハイマー型認知症を中心として述べ，レビー小体型認知症における画像検査に関しては「レビー小体型認知症の画像検査（p.81）」で解説する．

各認知症疾患でみられる血流異常

　図Ⅲ-4は，主な認知症疾患における脳SPECT検査でみられる典型的な血流異常のパターンを示したものである．
　アルツハイマー型認知症早期の段階では，一側あるいは両側の楔前部から後部帯状回で脳血

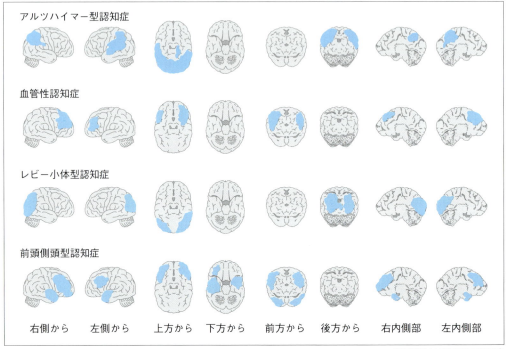

図Ⅲ-4　各認知症疾患の血流異常　　　（色部分は血流低下部位）

流や代謝の低下がみられるのが特徴とされる．疾患の進行に従って頭頂葉後部から側頭葉，さらに前頭葉に血流低下が拡大していくと一般的にはいわれている．しかし，著者の経験では，臨床像は明らかにアルツハイマー型認知症に進展しているにもかかわらず，脳血流の低下がみられない事例もしばしば存在する．また，後部帯状回や頭頂葉で血流異常がみられず前頭葉に限局した血流低下を示すアルツハイマー型認知症もみられる．

血管性認知症では，各病型に則した血流異常がみられる．アテローム血栓性脳梗塞や心原性脳塞栓症で皮質・皮質下に比較的大きな梗塞がみられる場合は，該当する部位で血流低下がみられる．多発性ラクナ梗塞に起因する血管性認知症では，一側あるいは両側の前頭葉で血流低下がみられるといわれている．

レビー小体型認知症は，アルツハイマー型認知症と類似した血流異常を示すが，さらに後頭葉皮質に血流低下が拡大しているのが特徴とされる．とくに統計画像解析では，後頭葉内側部で血流低下がみられることが多い．

前頭側頭型認知症では，前頭葉ならびに側頭葉に優位な血流異常を認める場合が多い．一方，頭頂葉後部や後部帯状回には血流異常がみられないのが原則である．

認知症診療で脳機能画像検査を行う意義

著者は，日常臨床で脳機能画像検査を施行する意義は以下の3つと考えている．
①認知症に進展しているのか否か判断できない事例での補助診断．
②アルツハイマー型認知症と他の認知症疾患との鑑別．
③血管性認知症の病態の解明（脳血管障害を伴う認知症に関する研究）．

これらのなかで脳機能画像検査が最も有効と考えられるのは，①の判別困難事例に対する補助診断としての役割である．病歴や患者さんへの問診・診察，脳形態画像検査などを施行しても認知症に進展しているのか否かを判断できない事例で疾患特異的な血流異常が確認されるとき，当該疾患の可能性が高くなる．認知症に進展しているのか否かの判断が困難な事例には，脳機能画像検査を施行することをお勧めしたい．

診断困難事例の診断に役立つことが多い

脳機能画像検査だけで認知症の診断をしようと考えるのは誤りである．脳機能画像検査が最も威力を発揮するのは，認知症か否か判断できない事例に対する補助診断としての役割である．以下に脳SPECT検査が診断に役立った事例を提示する．

78歳，女性
脳SPECT検査がアルツハイマー型認知症の診断に役立った事例

1年前から物忘れがみられ始め，3か月前からより目立ってきた．約束したことを忘れる．夫が入院しているが病状の説明を受けても理解ができないようである．新しいことを覚えようとしない．家事や洗濯，整容など日常生活では目立った支障はない．易怒性も目立たない．バスを利用して夫の見舞いにも行ける．以前は手芸が趣味であったが，現在は全く関心を示さない．患者さん本人は，物忘れはするが自分は認知症ではないと強く言い張る．テスト式認知機能検査では，HDS-R は 25 点，MMSE は 27 点といずれも好成績を収めていた．MRI では軽度脳萎縮以外に問題はない．
病歴では認知症を考えさせるが，テスト式認知機能検査では好成績を示していた．家族に病態を説明し，脳SPECT検査を施行した．左大脳半球内側を表示する画像で後部帯状回から楔前部に有意な脳血流の低下がみられる（→）．アルツハイマー型認知症の初期に一致する所見である．脳SPECT検査の結果からアルツハイマー型認知症と確定診断した事例である．

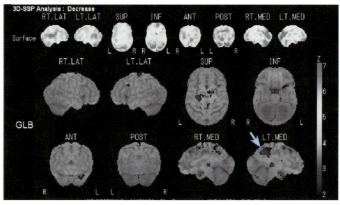

3D-SSP 解析結果

脳SPECT検査は，検査費用が高価で患者さんにとって金銭的負担が大きいものである．したがって，病歴や臨床症状，テスト式認知機能検査などから認知症の存在が明らかな事例でかつ病型診断に苦慮することのない場合には，あえて脳SPECT検査を施行する理由はない．

5 脳機能画像検査の意義

 アルツハイマー型認知症と他疾患との鑑別に有効

　日常臨床で最も困るのは，アルツハイマー型認知症とレビー小体型認知症との鑑別であろう．レビー小体型認知症では，血流低下が頭頂葉後部から後頭葉に広がる（とくに後頭葉内側部）点がアルツハイマー型認知症との鑑別点といわれる．しかし，レビー小体型認知症でも実際にはそのような典型的な血流異常を必ずしも示すわけではない．一応の鑑別点として記憶しておく程度に留めておいたほうがよい．

> **83 歳，女性**
> **脳 SPECT 検査でレビー小体型認知症と確定診断した事例**
>
> 家族は以前から会話がかみ合わないと感じていた．昨年，自宅に変な人間がいると通報を受けたので夜中に突然警察が来たと述べた（実際にはあやしい人物はいないし警察も来ていない）．今年に入り，「教え子が迎えに来たから，荷物をまとめないと」など事実ではない発言が多くなってきた．現在，料理ができない，みたらし団子をフライパンで炒める，話が教師時代の内容に戻る，トイレから自室に戻れないなど，とんちんかんな言動が多い．症状に動揺性が目立つ．睡眠時に大声を出す，寝言が多い．神経学的には筋強剛を含めて異常はない．
> 病歴からはレビー小体型認知症の可能性が高いが，明らかなパーキンソン症状がないことから診断確定のために脳 SPECT 検査を施行した．右後頭葉外側と内側部，左後頭葉様内側部に脳血流の低下がみられ（→），レビー小体型認知症と確定診断した．
>
>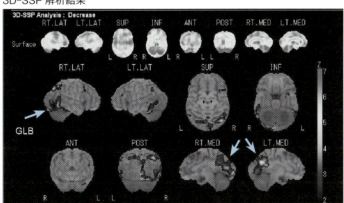

　アルツハイマー型認知症とレビー小体型認知症の鑑別が病歴や診察だけでは困難な場合，脳SPECT 検査が両者の鑑別に役立つことがあるので可能ならば施行したい．

55

診断編　Ⅲ　その他の検査

血管性認知症でもアルツハイマー型認知症を合併することが少なくない

　血管性認知症と診断した患者さんに脳SPECT検査を施行すると，MRIでは血管病変のみられない両側後部帯状回あるいは頭頂葉後部に血流異常を示す場合が少なくない．脳血管障害由来の認知症にアルツハイマー型認知症病変を伴ってきたのか，あるいはアルツハイマー型認知症に脳血管障害を合併したものなのかを厳密には区別できないが，いずれにしても両者が合併していることが脳SPECT検査から明らかになることが少なくない．

75歳，男性
脳血管障害の既往のある認知症の事例

15年前に心臓弁置換術を受けている．5年前に右手に持った箸の震えがみられ近医で脳梗塞と診断された．2年前からとんちんかんな行動が目立ってきた．たとえば，午後8時頃に隣接する息子宅を訪れ意味のない話をして帰ったその翌日朝5時に，息子宅の玄関をどんどん叩いて眼科に行かなければと言い張った．半年前には隣家に勝手に上がり込む異常行動がみられた．3か月前から，死んだ妻が見える，ホースから水が出ているなどの幻視を訴え始めた．診察では，表情は豊かであるが軽度構音障害，軽微な右不全片麻痺，両下肢＞両上肢にて軽度筋強剛がみられる．MRIでは，左頭頂葉後部の皮質・皮質下に中等大の梗塞病変（→），両側基底核と深部白質に多発性ラクナ梗塞を認めた．この段階では，脳血管障害による認知症を疑った．脳SPECT検査では，左頭頂葉後部で梗塞病変に一致した脳血流の低下を認めるが，右頭頂葉や両側後部帯状回にも脳血流の低下がみられる（→）．アルツハイマー型認知症を示唆する所見である．

MRI T1強調画像

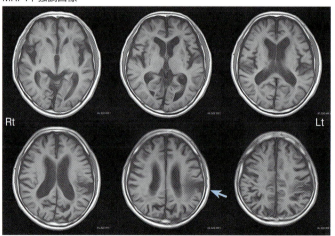

5 脳機能画像検査の意義

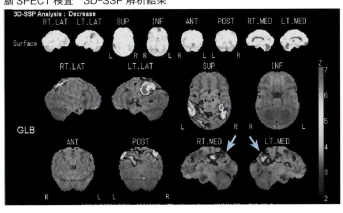

脳SPECT検査 3D-SSP解析結果

　本事例では，脳血管障害の既往があり，局所神経症状もみられることから血管性認知症と診断してもよい事例であるが，脳SPECT検査からアルツハイマー型認知症の合併が想定される．脳SPECT検査から，脳血管障害を伴うアルツハイマー型認知症あるいは混合型認知症と診断される事例である．従来の診断基準では血管性認知症と診断される事例であっても，脳SPECT検査などを施行することによって潜在性にみられるアルツハイマー型認知症の合併を確認できることがある．臨床的には血管性認知症と診断される事例であってもアルツハイマー型認知症を合併する可能性が高いことから，脳機能画像検査を一度は施行しておきたい．

参考文献

1) Powlishta KK, et al.：The clock drawing test is a poor screen for very mild dementia. Neurology, 59 (6)：898-903, 2002.
2) Royall DR, et al.：CLOX：an executive clock drawing task. J Neurol Neurosurg Psychiatry, 64 (5)：588-594, 1998.
3) Clarke R, et al.：Folate, vitamin B12, and serum total homocysteine levels in confirmed Alzheimer disease. Arch Neurol, 55 (11)：1449-1455, 1998.
4) Squitti R, et al.：Elevation of serum copper levels discriminates Alzheimer's disease from vascular dementia. Neurology, 60 (12)：2013-2014, 2003.
5) Squitti R, et al.：Copper perturbation in 2 monozygotic twins discordant for degree of cognitive impairment. Arch Neurol, 61 (5)：738-743, 2004.

鑑別診断を考える

アルツハイマー型認知症との鑑別

1. 年齢に伴う心配いらない物忘れとの鑑別は？→(p.60)
2. 治療可能な認知症を見逃さない！→(p.62)
3. MCI（軽度認知障害）とはいかなる病態か？→(p.72)
4. レビー小体型認知症との鑑別→(p.74)
5. 血管性認知症との鑑別→(p.84)
6. 前頭側頭型認知症との鑑別→(p.88)

注意

- 治療可能な認知症，認知症と類似した病態を見逃さないスキルを身につける！
- 認知症に動揺性がみられる，幻視が顕著，転倒しやすいなどの症状があるときにはレビー小体型認知症を頭に浮かべる！
- 鑑別に苦慮する際には，認知症専門医療機関に紹介するのがよい

診断編　IV 鑑別診断を考える

1 年齢に伴う心配いらない物忘れとの鑑別は？

　認知症診療で悩むことの1つに，物忘れを主訴に受診した患者さんが認知症に進展しているのかそうではないのかの鑑別が挙げられる．ある患者さんで，しばしば迷子になる，徘徊がみられる，物盗られ妄想の訴えが頻繁といった情報が得られるならば認知症の判断は容易である．問題は，物忘れの訴えだけがみられる患者さんの診断である．この患者さんが認知症に進展しているのか年齢に伴う心配いらない物忘れ（生理的な物忘れ）なのかの判断をわれわれ医師は迫られることになる．

　以下は，認知症でみられる物忘れと，年齢に伴う心配いらない物忘れの鑑別点を示したものである．

	認知症	年齢に伴う心配いらない物忘れ
物忘れの内容	自分の経験した出来事を忘れる	一般的な知識や常識を忘れることが多い
物忘れの範囲	体験したこと全体を忘れる 最近の出来事を思い出せない	体験の一部を思い出せない 覚えていたことを思い出せない（ど忘れ）
ヒントを与えると	ヒントでも思い出せない	ヒントで思い出せることが多い
記憶障害の進行	緩徐に進行していく	何年経っても進行・悪化していかない
日常生活	支障あり	支障なし
物忘れの自覚	自覚していない（病識なし） 深刻に考えていない	自覚しており，必要以上に心配する
判断力	低下していくことが多い	低下はみられない
学習能力	新しいことを覚えられない 覚えようとしない	学習する能力は維持されている
日時の認識	混乱していることが多い	保たれていることが多い
感情・意欲	怒りっぽい，意欲に乏しい	保たれている

（川畑信也：物忘れ外来ハンドブック アルツハイマー病の診断・治療・介護．p.40，中外医学社，2006．より改変）

記憶障害の進行

　最大の鑑別点は，物忘れ症状が進行しているのか否か，日常生活に支障をきたすほどの物忘れなのか否かの2点である．この2つに注目して病歴を聴取するとよい．認知症でみられる物忘れは，その状態や程度，頻度が必ず進行・悪化していくのが特徴である．一方，年齢に伴う心配いらない物忘れでは，物忘れの状態が何年たっても進行・悪化しないのが原則である．連れてきた家族らに「患者さんの示す物忘れは，1年前よりも今のほうが悪くなっていますか？　それとも変化はありませんか？」と尋ねるようにしたい．家族から明らかに物忘れの状態が進行・悪化しているとの情報が得られるときには認知症の可能性が高い．

 ## 日常生活

　日常生活に支障をきたすか否かも重要な判断基準であるが，支障をきたすかどうかの判断基準を実際にどこに置くのかで迷うことが多い．日常生活上で慣れた行動は，認知症が軽度の場合には比較的支障をきたさないことが多いので，家族からの情報だけでは判断が難しいことも多い．個々の事例に則して判断していくしか方法はないようである．

 ## 自　覚

　自分の物忘れに対して患者さん自身が認識しているのか，深刻感をもっているのか，あるいはそれらに対して頓着していないかを観察することも両者の鑑別に役立つ．認知症患者さんでは，自分の物忘れについて認めないあるいは関心を示さない，深刻に考えていないことが多い．年齢に伴う心配いらない物忘れでは，自分の物忘れに対して必要以上に心配し，神経過敏になっていたり，医師に過剰に訴える場合が少なくない．

 ## 判断できないとき

　日常診療では，この両者を鑑別できないこともしばしば経験する．著者が開設する物忘れ外来でも物忘れの精査で受診した患者さん10名のうち1名で認知症の有無を判断できていない．認知症の有無を判断できないときには，無理に診断を下すことをせず，患者さんならびに家族に現在の病状を説明し，経過観察とするのも選択肢の1つである（「**診断を確定できないときの対応策**（p.98）」を参照）．

2 治療可能な認知症を見逃さない！

 日常臨床で遭遇する治療可能な認知症は？

　認知症イコール治らない，治療できないと即断してはならない．物忘れを主訴に外来を受診する患者さんの1割前後は適切な治療によって症状の軽減あるいは治癒を期待できる病態といわれる．著者が開設している物忘れ外来を受診した患者さん1,516名のなかで，治療可能な認知症と判断された患者さんは85名5.6％であった．表Ⅳ-1にその内訳を示した．うつ病・抑うつ状態が28名で全体の1/3を占めている．以下，認知症を伴わない幻覚・妄想，慢性硬膜下血腫，甲状腺機能低下症，脳腫瘍，心因反応の順となっている．教科書に記載されている治療可能な認知症の代表とされる神経梅毒や正常圧水頭症は，日常臨床で遭遇することはまれである．

 認知症とうつ病との鑑別は実際には難しい

　治療可能な認知症あるいは認知症に類似した病態のなかで，うつ・抑うつ状態は最も多くみられるものであるが，実際の日常診療では認知症とうつ・抑うつ状態の鑑別に苦慮することが少なくない．なぜならば，うつ・抑うつ状態が認知症，とくにアルツハイマー型認知症の前駆症状，初期症状となるばかりでなく，アルツハイマー型認知症の経過中に抑うつ状態をきたしてくる事例が多いからである．

表Ⅳ-1　治療可能な認知症と診断された患者さん85名の内訳

うつ病・抑うつ症状	28
認知症を伴わない幻覚・妄想	19
慢性硬膜下血腫	6
甲状腺機能低下症	5
脳腫瘍	5
心因反応	5
薬剤による副作用	3
パーキンソン病	2
失語症	2
一過性全健忘	2
その他	8

（名）

アルツハイマー型認知症とうつ・抑うつ状態との関係を以下に示す.

うつ病の既往歴に続いてアルツハイマー型認知症が発症 **アルツハイマー型認知症**

うつ病・抑うつ状態がアルツハイマー型認知症の前駆症状 **アルツハイマー型認知症**

うつ病・抑うつ状態がアルツハイマー型認知症の初発症状 **アルツハイマー型認知症**

アルツハイマー型認知症の経過中に抑うつ症状を呈する **アルツハイマー型認知症**

(川畑信也：事例から学ぶアルツハイマー病診療. p.118, 中外医学社, 2006. より)

　結論を先に述べると，両者の鑑別が困難な場合，認知症専門医療機関あるいは精神神経科へ患者さんを紹介し，正確な診断を求めるのが認知症を専門とされない臨床医・かかりつけ医の先生方にとって最も妥当な選択肢ではないかと著者は考えている.
　以下は，アルツハイマー型認知症とうつ・抑うつ状態との鑑別のポイントを示したものである.

	うつ病・抑うつ状態	アルツハイマー型認知症
知的機能	低下なし（高齢者では低下も？）	明らかに低下，日時や場所がわからない
気分と行動	気分に変動がみられる. 午前中は調子悪い，昼から夕方にかけて調子よい. 行動しない	易怒性がみられる，行動は一定していない. とんちんかんな行動
対人関係	引っ込み気味，緊張する	無関心，配慮に欠ける，時に無礼
作業・仕事	自信がない，根気がない，続かない	まとまったことができない，関心事に集中してしまう
自己像	自分を責める（自責），内向する	他人を疑いやすい，他罰的
身体症状	不眠，食欲低下，自律神経症状	不眠はみられる
性欲	減退	関心を示さない，性的逸脱行為
感情	悲哀，情けない，悲しい，空しい	われ関せず，感情鈍麻

(川畑信也：事例から学ぶアルツハイマー病診療. p.119, 中外医学社, 2006. より一部改変)

　著者は，気持ちのベクトルが外に向くか自分自身の内面に向くかがポイントの1つと考えて診療をしている. つまり，患者さん自身の気持ちや周囲の事柄に関して自分自身を責める，自

分の責任であると過剰に思うなど気持ちが内向き（自責的）の場合にはうつ・抑うつ状態，他人の責任にする，自分の失敗を認識できず無関心など気持ちのベクトルが外に向く（他罰的）場合にはアルツハイマー型認知症の可能性を考えるようにしている．もう1つのポイントは，感情の推移である．うつ・抑うつ状態では，悲哀感や情けない，空しいなど抑うつ気分がみられるが，アルツハイマー型認知症ではわれ関せず（不関）や感情の鈍麻，さらには易怒性などがみられることが多い．

　近隣に認知症専門医療機関がない，精神神経科の医師が認知症診療に関心をもっていない場合には，かかりつけ医・非専門医の先生方がご自分の外来でフォローせざるを得ない．その場合の治療方針の流れを以下に示した．

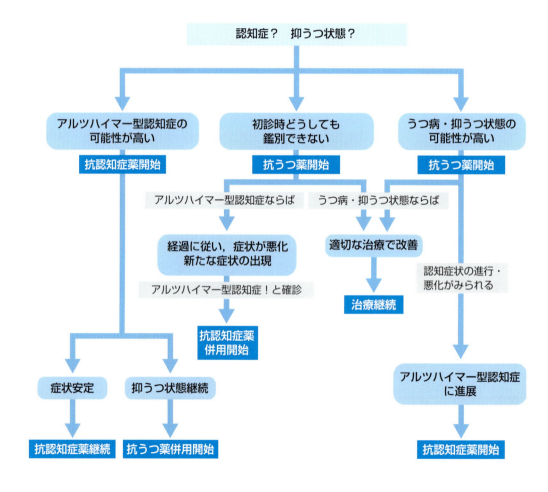

　まず治療可能なうつ・抑うつ状態の治療を優先する．かかりつけ医の先生方が使用しやすい抗うつ薬と考えられる選択的セロトニン再取り込み阻害薬（SSRI）あるいはセロトニン・ノルアドレナリン再取り込み阻害薬（SNRI）などで治療を開始する（「**抗うつ薬使用の実際（p.174）**」を参照）．うつ・抑うつ状態ならば，適切な薬物療法で症状の軽減が期待できる．背景にアルツハイマー型認知症が潜んでいる場合には，経過につれて抑うつ症状以外に新たな症

2 治療可能な認知症を見逃さない！

状が出現してくることが多い．その時点で抗認知症薬の投与を開始すればよい．

> **事例提示**
>
> **72 歳，男性**
> **抑うつ状態で来院したが，背景にアルツハイマー型認知症が存在した事例**
>
> 身寄りがなく 8 年前から特別養護老人ホームに入所している．初診の 4 か月前，自殺念慮から無断外出し，飛び降り自殺をするために高いビルを探しているところを発見され保護された．この頃から夜寝られない，生きていてもしかたがない，排便に固執するなどの症状が頻繁になってきた．食欲はあり．最近物忘れも顕著で 3 か月前に病の手術をしたことを本人は全く覚えていない．入浴時に体の洗い方がわからない．テスト式認知機能検査では，MMSE は 18 点（記憶障害と計算障害，文章書字や図形構成が不可）であった．抑うつ状態を評価する HAM-D は 32 点であった（7 点以下が非抑うつ状態）．抑うつ状態の背景にアルツハイマー型認知症の存在を疑い，まず認知症を標的にドネペジル（アリセプト®）を開始し，その後，抑うつ状態の治療に塩酸セルトラリン（ジェイゾロフト®）を併用した．薬物療法で抑うつ状態は改善してきたが認知症は緩徐に進行している．
>
> **74 歳，男性**
> **うつか認知症か鑑別ができず，外来で経過を診ている事例**
>
> 数か月前から物忘れがひどいことを気にして受診した．周囲から同じことを何回も言うと指摘される．車を運転するとき道順で混乱することがあるが，後に正確に道順を辿ることは可能である．夜寝られないことが多く，ご飯がおいしくない．問診・診察では，1 人暮らしのため日常生活の状況を正確に把握できなかった．
> 物忘れの訴えは多いが不安症状も強い印象を受けた．1 人で生活していることへの不安，心配の訴えが頻繁であったが，同時に記憶障害の存在も明らかであった．HDS-R ならびに HAM-D いずれも正常範囲であった．

2 番目の事例は，独居の患者さんで生活状況が不明な事例である．記憶障害を重視するとアルツハイマー型認知症，不安や不眠，食欲不振などの精神症状を考えるとうつ・抑うつ状態が考えられ，両者の鑑別を初診時にはできなかった．認知症を評価する HDS-R，うつを評価する HAM-D いずれも正常範囲に位置しており，心理検査からも両者を鑑別できなかった．しかし，時計描画テストで自発描画課題，模写描画課題（**図Ⅳ-1**）のいずれも拙劣なことから，アルツハイマー型認知症の可能性が高いと判断し，ドネペジル投与を開始した（仮にうつ・抑うつ状態の可能性が高いときには，抗うつ薬を優先して使用する）．経過中，焦燥感や不眠など抑うつ状態を示唆する症状も強いので（頻回に外来を受診する行動障害あり），抗うつ薬の

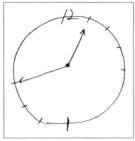
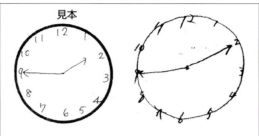

図Ⅳ-1　時計描画テスト CLOX

塩酸セルトラリン（ジェイゾロフト®）を併用した．増量とともに不安や不眠，焦燥感などの症状は軽減してきたが，冷蔵庫内の腐った食材を食べ，胃腸炎を起こしたことを本人が全く覚えていないなど記憶障害の明らかな進展がみられている．現在，アルツハイマー型認知症の可能性を考えながら外来で経過を診ている事例である．

> **75歳，男性**
> **物忘れがみられるが，抑うつ状態と判断される事例**
>
> 高血圧で外来通院中であったが自分でよくなったと判断し，半年前から通院していない．妻の話では，物忘れ外来受診の16日前に息子が肝臓病で急死した．その頃から忘れっぽい（これ以前にも多少物忘れはあった），好きなことをしなくなったとのことであるが，詳細な病歴聴取は困難であった（妻の説明能力が不良であった）．患者さんの診察では，食欲や睡眠は良好と述べているが元気がなく，生気に欠ける印象を受けた．家庭内の不幸を契機に抑うつ状態になっている可能性が高いが，念のためにHDS-Rを施行したところ，27点と好成績を示していたことから，認知症の可能性は低いと判断した．念のため1か月後の再来を指示した．1か月後には元気を取り戻し，物忘れも目立たなくなっていた．

本事例のように抑うつ状態を引き起こす明らかな要因が認められるが，どうしても認知症を除外できないときには，1，2か月外来で経過を診ていくのがよい．反応性に抑うつ状態をきたしている場合には，経過に従い症状の軽減を認める場合が多い．背景に認知症が存在している場合には，症状の継続や悪化あるいは新たな症状が加わることが多い．

認知症を伴わない幻覚・妄想

　認知症を疑い外来を受診される患者さんのなかで，記憶や見当識などには全く支障がないにもかかわらず，物盗られ妄想や被害妄想だけ（場合によっては幻覚を伴うが）を強固に訴える患者さんがみられる．"認知症を伴わない幻覚・妄想"と呼ぶべき病態である．精神医学の領域で遅発性統合失調症との異同が論議される遅発性パラフレニーと類似した病態である．ちなみに遅発性パラフレニーの特徴を以下に示した．

- M. Roth が 1955 年に提唱，高齢発症の統合失調症の一表現型とも考えられている
- 多くの事例では 60 歳以降に発症
- 経過は慢性である
- 体系的な妄想を主徴とし，幻覚を伴うこともある．人格や感情は保持される．器質的な認知症疾患やせん妄などの意識障害が除外されること
- 病前の特徴として，女性に多い，未婚，社会的な孤立（1人暮らし），難聴，性格の偏倚 (paranoid-schizoid 型)
- 経過に従って，思考障害や人格の変化がみられることもある

事例提示

75 歳，女性，1 人暮らし
認知症を伴わない物盗られ妄想，被害妄想のある事例

　別居している家族の話では，2 年前から扇子がなくなった，箸を誰かが持って行ったと他人を疑う言動が多くなってきた．1 年前から自宅を盗聴されている，誰かが家の中の様子を探っていると述べることが頻繁になった．カギを何回も替えるが盗まれると訴える．以前は隣家の住人を犯人と疑っていたが，現在は不特定多数を犯人と思い込んでいる．隣家のカーテンの閉め方がおかしい，危害を加えられるかもしれない（被害妄想，関係念慮）と家族に訴える．料理や買い物，入浴などはすべて自立しており，上記の訴え以外には生活に支障はない．診察室でみられた患者さんの訴えは，①自分が置いた場所以外に物があるのはおかしい，②自宅内に盗聴器が仕掛けられている，ジージーとうなる音が聞こえる，③自分をいじめる人間がそばにいる，④誰かが物を盗んだのではないか，泥棒が入ってきたのではないかという気がする，⑤誰だかわからないが「ほい」と呼びかけられることがある．問診では，年齢や生年月日，診察日，曜日，子の数，夫の死亡年月日などすべて正答できていた．MMSE は 30 点満点で 28 点，ADAS-Jcog. は 2 点で，いずれも好成績を収めていた．

　この事例のように高齢者で妄想が活発にみられると認知症かな？　と考え家族が外来に連れてくることが多い．アルツハイマー型認知症をはじめとする認知症疾患でもしばしば幻覚・妄

想がみられることがあるので，まず認知症との鑑別をすることが大切である．以下は，認知症を伴わない幻覚・妄想とアルツハイマー型認知症の鑑別のポイントを示したものである．

	認知症を伴わない幻覚・妄想	アルツハイマー型認知症
性別	女性に多い	女性に多いが男性も
生活形態	独居が多い	家族と同居あるいは独居
妄想	必須，唯一の症状のことが多い	必ずしもみられない
幻覚	伴うことあり	必ずしもみられない
記憶障害	なし	必須症状
日常生活の状況	幻覚・妄想に由来する支障のみ	多彩な場面で支障あり
料理・整容・外出などの生活	支障なし	しばしば支障あり

　最大の鑑別点は，病的な記憶障害が存在するか否かである．認知症を伴わない幻覚・妄想では原則として日常生活に支障をきたす記憶障害はみられない．アルツハイマー型認知症では記憶障害は必須症状である．また，本病態では，幻覚・妄想に由来する日常生活上の支障はみられるが，それ以外の生活に支障がないこともアルツハイマー型認知症との鑑別に役立つ．幻覚や妄想に由来しない日常生活上の様子，たとえば，整容や入浴，買い物などについて尋ねてみるとこれらの能力は自立していることがわかる．可能ならばHDS-Rなどを施行し，認知症の存在が否定された後に認知症を伴わない幻覚・妄想の可能性を考えるとよい．

治療可能な認知症を見逃さないための検査

　日常臨床で治療可能な認知症を見逃さないためにかかりつけ医・非専門医の先生方はどのような検査を行うべきかを以下で考えていく．

◈頭部CT

　慢性硬膜下血腫あるいは脳腫瘍，正常圧水頭症，急性期脳梗塞など頭蓋内の器質的疾患を除外するために必要である．臨床像で明らかにアルツハイマー型認知症と考えられる事例であっても偶発的にこれらの疾患を合併する場合があるので，認知症診療では必ず早期の段階で少なくとも一度は頭部CTは施行しておくべきである．自施設にCT装置がない場合，病診連携などを利用し近隣の医療機関に依頼し撮影するとよい．

2 治療可能な認知症を見逃さない！

85歳，男性
慢性硬膜下血腫の事例

5月頃から元気がなくなり以前から好きだった碁をしなくなってきた．8月から便秘，近医で内視鏡検査を受けるも異常はみられず下剤を投与された．その頃から，排便や排尿にこだわるようになった．落ち着きがなく，経営している工場内で寝泊まりすることがしばしばあった．9月頃から言葉がうまく出てこない，自分の名前以外に字を書けない，新聞やテレビを見ない，夜中ごそごそして不穏な状態が多い．5月まで現役の社長として働き，8月までは自転車に乗ってあちこち外出していた．9月末に物忘れ外来を受診．身体所見として，入室時の歩行は小股で不安定な歩き方を示し後方に倒れやすい，四肢に軽度筋強剛がみられた．即日施行した頭部CTでは，左＞右慢性硬膜下血腫がみられた（→）．

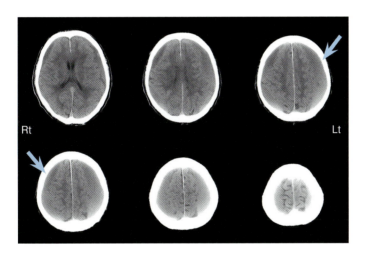

本事例では，両側慢性硬膜下血腫だけで患者さんの病像のすべてを説明できるか否かは疑問である．血腫除去後の認知機能の変化に注意するようにしたい．

67歳，男性
急性期脳梗塞の事例

2月6日，20年間従事していた調理の仕事が突然できなくなった．ラーメンを作る際，スープを入れず麺を投入する，タイマーを設定せずに揚げ物をする．2月9日，出勤時，車を運転しようとするが車のカギがどれだかわからない．何を聞いても言葉がはっきりせず，うなずいたり首を振ったりするだけであった．職場の同僚が"少し変だね"と気づき，家族も普通ではないと考え主治医を受診した．そこから認知症疑

いで物忘れ外来に紹介された．

即日施行した頭部 CT で左前頭葉に急性期脳梗塞の存在が明らかになった（→）．今回の患者さんの行動障害はこの脳梗塞が原因と判明した．

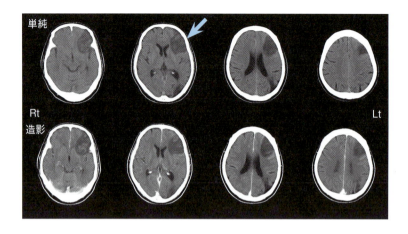

❖甲状腺ホルモン

　甲状腺機能低下症を除外鑑別するために free T_3 ならびに T_4，TSH を測定する．しかし，著者が開設する物忘れ外来のデータでは受診 1,516 名のなかで甲状腺機能低下症と判明した患者さんは 5 名のみであった．いずれも甲状腺機能低下症のみが原因で認知症類似の症状を呈していた患者さんはいなかった．すべてアルツハイマー型認知症あるいは血管性認知症に甲状腺機能低下症を合併した患者さんであった．また，甲状腺ホルモンの補充療法によって認知症が改善した患者さんもいなかった．

　純粋に甲状腺機能障害のみで認知機能低下を生じる事例は非常にまれではないかとの印象を著者はもっている．

❖ビタミン B_{12}

　ビタミン B_{12} 欠乏症として，巨赤芽球性貧血や亜急性連合性脊髄変性症，末梢神経障害はよく知られているが，脳機能の低下症状として記憶障害や見当識障害，うつ，自発性の低下など認知症類似の状態を呈することも報告されている[1]．とくに高齢者では，胃切除後などの吸収不全が原因となって血中ビタミン B_{12} が低値を示す事例に時折出会うことがある．

　血清ビタミン B_{12} 欠乏症の目安は 100 pg/mL 以下であり，400 pg/mL 以上ならば欠乏の可能性はない．100 ～ 400 pg/mL の範囲では，血中ホモシステインが高値を示している場合に組織内ビタミン B_{12} の欠乏が予想されるといわれている[2]．

　以下に，家族が認知症を疑い，物忘れ外来を受診し諸検査の結果，ビタミン B_{12} 欠乏症が明らかになった事例を示す．

❷ 治療可能な認知症を見逃さない！

> **事例提示**
>
> **79 歳，男性**
> **71 歳時に胃癌で胃全摘出術を受けている事例**
>
> 最近認知症ではないかと思われる症状がみられるとのことで，妻が物忘れ外来に連れてきた．たとえば，テレビの消し忘れが多い，同じことを何回も言う，食後に食べたことを忘れて頻繁に間食をする．この数か月，怒りっぽくなり大声を出すことがしばしばみられる，ときに物を妻に投げつける，外面がよく町内ではよい人と言われている．
>
> テスト式認知機能検査では，MMSE は 27 点（24 点以上は非認知症），ADAS-Jcog. は 10 点（70 点満点で 2 〜 8 点が非認知症）であった．末梢血にて巨赤芽球性貧血あり，血中ビタミン B_{12}（基準値：180 〜 914 pg/mL）50 pg/mL 以下，葉酸（正常範囲：3.6 〜 12.9 ng/mL）16.0 ng/mL，総ホモシステイン 30.8 mmol/L（3.0 〜 14.0 mmol/L）であった．
>
> 診断後，ビタミン B_{12} 500 μg の週 3 回筋肉内注射を開始した．1 か月後の診察では易怒性は消失．MMSE に変化はなかったが ADAS-Jcog. は 5 点改善していた．

　本事例で認知症が存在しているのか否か断定的なことはいえないが，少なくともビタミン B_{12} 補充療法で易怒性などの精神症状の改善は得られている．ビタミン B_{12} 欠乏が患者さんの病像に影響を及ぼしていたことは明らかである．

3 MCI（軽度認知障害）とはいかなる病態か？

MCIの定義

　以下は，軽度認知障害 mild cognitive impairment（MCI）を提唱した Petersen らの定義を示したものである（正確には健忘性 MCI と呼ばれる病態の定義に該当）．

- 物忘れの自覚がある，周囲の者に気づかれる物忘れが存在する
- 年齢や教育に比べて記憶障害が目立つ
- その他の認知機能に異常はみられない
- 日常生活に支障はない
- 認知症はない（CDR が 0.5 以上）

（Petersen RC, et al.：Mild cognitive impairment：clinical characterization and outcome. Arch Neurol, 56（3）：303-308, 1999. より作成）

　患者さん本人に自覚的な物忘れがみられ，周囲の人々にも気づかれる記憶障害は存在するがその他の認知機能に障害がない，認知症の定義に当てはまらない状態を示すものである．MCIは，認知症の範疇には入らないが限りなくアルツハイマー型認知症に近い病態といわれる．MCI患者さんは年間 10 〜 15％の頻度でアルツハイマー型認知症に進行するとされるが，その後の報告[3]では MCI から他の認知症疾患に移行する事例や認知機能が改善する事例なども報告され，現在では単一の病態ではないと考えられている．

日常臨床の現場で MCI は診断可能か？

　認知症を専門とされないかかりつけ医・非専門医の先生方が診療をするなかで，MCI は有効な概念であろうか？　著者は疑問を感じている．以下にその根拠を述べる．
　①最も大きな点は診断基準が曖昧なことである．診断基準の 1 つに"年齢や教育に比べて記憶障害が目立つ"が挙げられているが，年齢（加齢）に伴う記憶障害をどのように考えるかによって判断基準が異なってくる可能性がある．
　②"日常生活に支障はない"とされるが，実はここが最も難しい判断ではないかと思われる．長年認知症患者さんの診療を行っていると，日常生活に支障をきたしているのか否かを正確に判断するのは予想外に難しいことがわかる．家族は「生活に困っていません」と簡単に答えるが，個々の生活能力を 1 つひとつ具体的に尋ねると，できない場合や不安要素が

みられることにしばしば気づかされる．これを単純に日常生活に支障がないと判断してよいのであろうか？　病歴聴取に時間をかければかけるほど，日常生活を遂行するうえで患者さんの能力低下が明らかになることが多い．

③MCIは，アルツハイマー型認知症の前駆状態であり，より病的な範疇に近い病態といわれる．たとえば，ある時点でMCIと診断した患者さんがいたと想定する．その患者さんが1年後にアルツハイマー型認知症と診断されたとき，実は1年前（MCIと診断した時点），すでにアルツハイマー型認知症に進展していた可能性が高いのではなかろうか？（この1年でアルツハイマー型認知症病変が急激に生じたわけではないのだから）．1年前の時点で，もっと詳細に病歴を尋ねれば，アルツハイマー型認知症の診断ができたかもしれない．さらに認知症診療に習熟している医師ならば，記憶障害だけの段階でアルツハイマー型認知症との当たりをつけることにそれほど苦労はしない（診断基準を厳密に適応すると，アルツハイマー型認知症と診断してはいけないのであるが）．

著者は，日常臨床の場では無理にMCIと診断するよりも，単純に経過観察としてご自身の外来でフォローするほうが実用的ではないかと考えている．そして，アルツハイマー型認知症の可能性が少しでもみられるならば，抗認知症薬などによる薬物療法，非薬物療法の早期からの介入を図ったほうが患者さんにとってベターではないか，との視点で診療を行っている．

MCIの段階で抗認知症薬を開始すべきか？

　多施設二重盲検比較試験で，抗認知症薬の効果について検証されている[4]．MCI患者さん769名をドネペジル投与群とビタミンE投与群，プラセボ群に分けて3年間追跡した結果である．3年後の検討では，3群間でアルツハイマー型認知症への移行に有意差はみられなかった．しかし，開始6か月，12か月だけに限るとプラセボ群と比べてドネペジル投与群でアルツハイマー型認知症への移行が有意に少ないことが明らかになっている．

　現実的には，MCIの段階ではドネペジルは保険適用を認可されていないことから，日常臨床ではMCIに対するドネペジルの使用は難しい．

診断編　Ⅳ 鑑別診断を考える

4 レビー小体型認知症との鑑別

レビー小体型認知症が受診してくるパターン

　レビー小体型認知症がかかりつけ医・非専門医の先生方の外来を受診してくるパターンとして，主に3つが想定される．①物忘れがひどい，認知症ではないかと考え，家族や周囲の人々が医療機関に連れてくる，②家族がインターネットなどから得た知識をもとに，レビー小体型認知症ではないかと言って医療機関に連れてくる，③幻視がみられ家族が困り果てて医療機関に相談受診する．①の場合には，しまい忘れや置き忘れなどの物忘れ症状が中心的な訴えであり多くはアルツハイマー型認知症のことが多いが，そのなかでときどきレビー小体型認知症が紛れ込んでいることを忘れないようにしたい．②では，医学的知識に乏しい素人がレビー小体型認知症ではないかと疑い受診してくることから，認知症症状と幻視，典型的なパーキンソン症状などが揃った典型的な事例が多い．このタイプで受診してくる場合には診断は容易である．③の場合には，幻視を主症状として受診してくることからレビー小体型認知症を想定しながら診療を進めるようにしたい．

レビー小体型認知症を考える4つの症状

　レビー小体型認知症は，アルツハイマー型認知症として誤診されていることが少なくない．2017年に『レビー小体型認知症の臨床診断基準第4版』（表Ⅳ-2）が発表されたが認知症を専門とされない先生方には煩雑な印象を受けることが多いかもしれない．レビー小体型認知症を診断するためには，4つの症状を中心に病歴聴取を行うのがよい．

- 変動する認知機能障害
- 幻視・誤認
- パーキンソン症状
- レム睡眠行動障害

4 レビー小体型認知症との鑑別

表IV-2 レビー小体型認知症 DLB の臨床診断基準（第4版）

1. **必須徴候**
   正常な社会生活や職業的機能に支障をきたす進行性の認知機能低下として定義される認知症の存在
   著しいあるいは持続的な記憶障害は初期に目立たないこともある；しかし病期の進行に従って記憶障害が明らかとなってくることが多い．
   注意障害や実行機能，視空間機能の障害がしばしばみられ，早期でも出現しうる．

2. **中核徴候**〔典型例では（a）から（c）は早期に生じ全経過を通じてみられるかもしれない〕
   (a) 注意や明晰さに著明な変化を伴う認知機能の変動
   (b) 体系化され具体的な内容が繰り返される幻視
   (c) レム睡眠行動障害（認知機能低下以前に出現することもある）
   (d) 特発性パーキンソニズム（動作緩慢ならびに安静時振戦，筋強剛）の症状が1つ以上みられる

3. **支持徴候**
   (a) 抗精神病薬に対する重篤な過敏性
   (b) 不安定な姿勢
   (c) 繰り返す転倒
   (d) 失神あるいは一過性で原因のはっきりしない意識障害
   (e) 高度の自律神経障害（便秘，起立性低血圧，尿失禁，過眠，嗅覚低下）
   (f) 幻視以外の幻覚
   (g) 体系化された妄想
   (h) アパシー，不安，うつ

4. **指標的バイオマーカー**
   (a) SPECT/PET で示される基底核でのドパミントランスポーター取り込み低下
   (b) ^{123}I-MIBG 心筋シンチグラフィーで取り込みの異常（低下）
   (c) 睡眠ポリグラフィー検査で筋活動の低下を伴わないレム睡眠

5. **支持的バイオマーカー**
   (a) CT/MRI で内側側頭葉の構造が比較的保持されている
   (b) SPECT/PET でみられるびまん性の低集積，後頭葉でより目立つ
   (c) 脳波での後頭部における徐波化

6. **ほぼ確実な DLB として**
   (a) 指標的バイオマーカーの有無にかかわらず中核徴候が2つ以上存在する
   (b) 中核徴候が1つと指標的バイオマーカーが1つ以上存在する

7. **DLB 疑いとして**
   (a) 中核徴候が1項目だけ存在する（指標的バイオマーカーはみられない）
   (b) 指標的バイオマーカーが1項目だけ存在する（中核徴候はみられない）

8. **DLB らしくない徴候**
   (a) 臨床像の全体あるいは一部を説明しうる全身性疾患あるいは脳血管障害を含むその他の脳病変の存在
   (b) 認知症が重度の段階で初めてパーキンソン症状だけが出現した場合

9. DLB は，パーキンソン症状が以前からみられるあるいは同時にみられるかは別にして認知症が出現したときに診断される．認知症を伴うパーキンソン病（PDD）は，パーキンソン病の診断が十分確立されている状況で認知症が出現した際に使用される．日常臨床では，臨床の状態を説明するために最も適切と考えられる用語を使用すべきである．たとえば，レビー小体病といった用語はしばしば利用しやすい．DLB と PDD を鑑別する必要のある研究では，認知症の発症とパーキンソン症状の間での 1-year rule の原則は DLB 診断のために継続されることが推奨される．

（McKeith IG, et al：Diagnosis and management of dementia with Lewy bodies：Fourth consensus report of the DLB consortium. Neurology, 89：1-13, 2017 から著者が意訳）

❖ ①変動する認知機能障害

　レビー小体型認知症では，物忘れ症状や覚醒度，幻視，パーキンソン症状が月あるいは日単位で大きく変動あるいは動揺することが特徴である．わかりやく述べると調子のよいときと悪いときがはっきりしているといえる．しかしながら多くの家族はこの変動する症状を認識していないあるいは気に留めていないことからレビー小体型認知症が疑われる場合には，医師のほうからこの症状の変動性を尋ねるようにしたい．以下に変動性を尋ねる際のコツと注意点を示したので参考にしてもらいたい．

聞き出すコツ
- 「1日のなかで調子のよいときと悪いときがありませんか？ たとえば，朝起きたときや昼寝の後はぼーっとしているがしばらくするとしっかりしてくることはありませんか？」
- 「調子が日によって大きく異なることはありませんか？」

家族から
- 「夕方になると，落ち着かない，怒りっぽい，外に出て行こうとする」と言われたとき

アルツハイマー型認知症は
- 基本的には，なにもしなくなる病気でもある．それでも時に活発な状態を示すこともある．それを症状の変動性と誤ってはならない！

❖ ②幻視・誤認

　レビー小体型認知症では，多彩な視覚認知障害を呈することが多い．

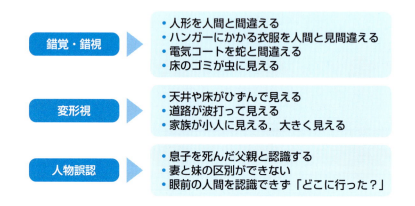

　幻視以外として認知症が軽度〜中等度の段階で変形視や人物誤認がみられる場合には，レビー小体型認知症の可能性が高い．以下に幻視を聞き出すコツを示した．

4 レビー小体型認知症との鑑別

> 特異な症状ゆえに家族から訴えられることが多い

> - それでも患者さんは幻視はありません，と言うことも少なくない

> 患者さんは聞かれないと，幻視を訴えることはまずない

> - レビー小体型認知症が疑われる事例では，医師のほうからその存在を尋ねることが必須！
> - 尋ねる際，「もしかしてですが，室内に見知らぬ人間や子供が居たりすることはありますか？ ないですよね？」

> ある種の妄想を家族は幻覚として捉えていることがある

> 「亡くなった母親と一緒に暮らしている」との訴えを幻視と考える

　家族にとって幻視は特殊な症状なことから診察室で家族のほうから幻視の存在を訴えることが多い．患者さん本人に幻視の有無を尋ねる際には，やや遠回しの表現で尋ねるようにした．「幻視がありますか」などの表現で単刀直入に尋ねると，患者さんが警戒して正直に答えてくれないこともあるので注意したい．以下に著者が経験したレビー小体型認知症の幻覚・誤認の実例を示した．

> - 娘さんを自分の妹と間違える，窓の外を誰かが通っていった（83 歳　女性）
> - 室内に変な人がいると追い払う動作を示す（76 歳　女性）
> - トイレの中に大きな虫がいる，ドジョウくらいの虫が一匹見える．風呂場で水滴がミミズに見える（82 歳　男性）
> - 室内に見知らぬ人がいた．誰かがいる気がする（71 歳　男性）
> - 室内に人が立っている．洋服を人と間違える（83 歳　男性）
> - お遍路さんが来ている．東京在住の息子が尋ねてきた，誰かがいる（72 歳　男性）
> - 自宅に見知らぬ人間が 2 人見える．妻の後ろに息子が立っていると言い張る（85 歳　男性）
> - 夜，部屋の隅に動物が見える．見知らぬお爺さんがいる（79 歳　男性）

❖③パーキンソン症状

　著者のように神経内科を専門とする医師ならばパーキンソン症状の有無を判断することは容易であるが，神経学的診察に不慣れなかかりつけ医・非専門医の先生方にとってはパーキンソン症状の有無を判断することは難しいかもしれない．そこで煩雑な神経学的所見を取るのでは

なく，患者さんの外見からパーキンソン症状を判断してもよいように考えている．診察室に入ってくるときの様子で小股歩行，前屈姿勢，腕振りが少ない，診察すると表情が乏しい（仮面様顔貌），笑いが少ない，ひきつった笑い，小声で単調な発語がしばしば観察される．歩行を含めて動作緩慢が目立つ．病歴からしばしば転倒するあるいは歩行が遅くなった，後ろに倒れやすいなどがみられる際にはパーキンソン症状の存在を考えるとよい．つまり，神経学的診察ではなく外見からパーキンソン症状を疑うのである．

④レム睡眠行動障害（REM sleep behavior disorder：RBD）

RBDは，睡眠中にみられる複雑な行動障害である．睡眠中に大声を出す，喧嘩や言い争いをしている夢をみる，隣で寝ている人間や周囲の家具を叩くあるいは殴る，蹴飛ばす，起き上がり室内を歩き回るなどの行動障害を示すものである．患者さんは，口論や喧嘩をしているあるいは怖い夢を見ていたと訴えることが多い．RBDは，パーキンソン病やレビー小体型認知症，多系統萎縮症などの疾患に伴うことが少なくない．一方，アルツハイマー型認知症では出現しにくい病態といわれている（著者は臨床像が典型的なアルツハイマー型認知症でRBDを伴った事例を2例経験している）．家族は，このRBDを病気と考えていないことが多い．連れてきた家族は単なる寝言，寝癖が悪いと考えていることから診察室で積極的にこの症状を家族のほうから訴えることは少ない．医師のほうからRBDの具体的な症状を挙げながら，その存在の有無を確かめるようにしたい．レビー小体型認知症が疑われる事例では，RBDの存在が診断の補強に繋がることが多い．

診断のポイント

以下に著者の臨床経験からみたレビー小体型認知症を診断する際のポイントを列挙する．
①物忘れなどの症状は，アルツハイマー型認知症と類似しており，物忘れの性状から両者を区別できないことが多い．
②幻視や抑うつ，せん妄，夜間不穏などの精神症状が初期からみられやすい．
③動作緩慢や転びやすいなど首から下の症状がみられる（アルツハイマー型認知症では，認知症が高度に至るまでこのような症状は原則としてみられない）．
④投与される種々の薬剤に過剰に反応する．たとえば，ある薬剤投与によって動作がより緩慢になる，動けない，興奮や不穏になりやすいなど不都合な反応を示すことが少なくない．最悪の場合致死的になる可能性もある．
⑤日によってあるいは日内でも認知症症状あるいはパーキンソン症状に顕著な変動がみられる（アルツハイマー型認知症でも夕方から夜にかけて症状の変化はみられるが，レビー小体型認知症ほど顕著ではない）．

問診からみた鑑別のポイント

大切なことは，レビー小体型認知症の存在を頭に浮かべることである．物忘れイコールアル

ツハイマー型認知症と即断せず，認知症を生じる三大疾患，すなわちアルツハイマー型認知症と血管性認知症，レビー小体型認知症を鑑別する意識を忘れないようにしたい．

図IV-2は，ある典型的なレビー小体型認知症患者さんの川畑式問診票の結果を示したものである．問診票（1）をみると，記憶障害や自発性の低下，意欲の減退，火の不始末，尿失禁などで"はい"がみられるが，これらはアルツハイマー型認知症でもしばしばみられる症状である．幻視の項目にも○がついているが，別項で記載したように幻視はアルツハイマー型認知症でも15.3％にみられることから，これだけでは両者の鑑別には役立たない．問診票（2）では，"日によって症状に波がある"，つまり症状に変動性があること，右手に振戦がみられることがレビー小体型認知症を考えさせる所見である．問診票全体からレビー小体型認知症の可能性を考えながら診察を進めるようにしたい．

物忘れ症状からアルツハイマー型認知症とレビー小体型認知症を鑑別することが困難なことは前述した．問診のポイントは，症状の動揺性とパーキンソン症状の有無である．症状の動揺性は，医師から尋ねない限り家族自らが訴えることはほとんどない．レビー小体型認知症では，物忘れ症状やパーキンソン症状が日によってあるいは日内でも大きく変動することが特徴である．家族に「症状が日によって変化することはありませんか．たとえば前日はとても調子がよく病気ではないように感じていたのに，翌日にはとんちんかんな話が多い，といったことはありませんか」などと尋ねてみるとよい．また，パーキンソン症状の1つに易転倒性が挙げられる．家族に「最近，転びやすいことはありませんか？」「日常生活で動作が緩慢になっていませんか？」「歩行がゆっくりになったり小股歩行に気づきませんか？」などの質問をするとよい．首から下の身体症状を伴わないアルツハイマー型認知症では，易転倒性などの運動障害はみられないのが原則である．

以下にレビー小体型認知症とアルツハイマー型認知症の相違点を示した．

	レビー小体型認知症	アルツハイマー型認知症
性差	男性にやや多い	女性が多い
主な症状（初発症状）	視覚認知障害	記憶障害
幻視　人物誤認	しばしばみられる	みられることあり
妄想	幻視に伴う妄想	物盗られ妄想など
症状の動揺性	あり　著明	ない
睡眠障害	レム睡眠行動障害	入眠障害・中途覚醒
パーキンソン症状	しばしば	まれ

診断編　IV 鑑別診断を考える

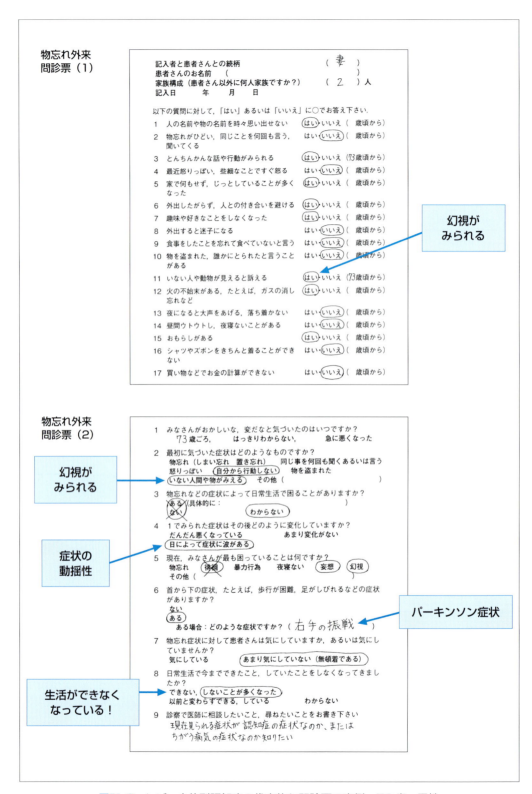

図IV-2　レビー小体型認知症の代表的な問診票の実例　73歳, 男性

診察からみた鑑別のポイント

　診察室に入ってくる歩行・動作を観察したい．レビー小体型認知症では，小股で緩慢な歩行を示すことが多い．また，動作も全般的に緩慢である．アルツハイマー型認知症では，首から下の症状は高度に進展しない限り出現しないのが原則であり，年齢相応の歩行状態を示すことが多い．レビー小体型認知症では，表情が乏しい，発語がやや不明瞭なことも少なくない．診察室での受け答えも小声で緩慢な発話がみられるのが特徴である．

> **注意**
> レビー小体型認知症では，パーキンソン病で特徴的とされる安静時振戦の出現は少ない．振戦がないからパーキンソン症状はないと即断してはならない．

レビー小体型認知症の画像検査

　レビー小体型認知症の診断に役立つ脳画像検査として，①脳血流SPECT検査，②^{123}I-MIBG心筋シンチグラフィー，③ダットスキャンが挙げられる．本書は，かかりつけ医・非専門医の先生方が知っておいたほうがよい知識を中心に解説する．

❖①脳血流SPECT検査

　レビー小体型認知症では，アルツハイマー型認知症と異なり血流異常が後頭葉まで広がることが特徴である．図Ⅳ-3にアルツハイマー型認知症（75歳，女性）とレビー小体型認知症（73歳，男性）の典型的な^{123}I-IMP-SPECT断層画像（水平断，AとC）とその3D-SSP統計解析画像（BとD）を示した．アルツハイマー型認知症では，両側頭頂葉後部（➡）と大脳半球内側面での楔前部から後部帯状回（▶）にRIの集積低下ならびに血流低下が観察される．一方，レビー小体型認知症では，RI集積低下あるいは血流低下が頭頂葉から後頭葉（⇨）にまで拡大していることがわかる．さらに内側後頭葉（▷）にも血流低下が認められている．

❖② ^{123}I-MIBG心筋シンチグラフィー

　^{123}I-metaiodobenzylguanidine（MIBG）は，交感神経の末端で細胞内に取り込まれることで交感神経のイメージングとして使用されている．認知症診療では，レビー小体型認知症とその他の認知症疾患，とりわけアルツハイマー型認知症の鑑別に臨床応用されている．視覚的な判断と心筋縦隔摂取比（Heart/Mediastinum ratio; H/M比）を早期画像と後期画像で評価する．

　客観的な評価を期待するならばH/M比を用いるとよい．カットオフ値は2前後とされる（図Ⅳ-4）．

診断編　Ⅳ 鑑別診断を考える

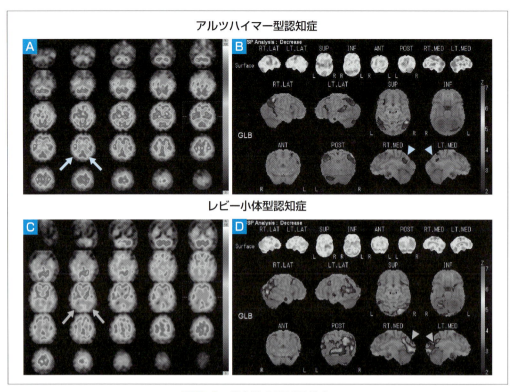

図Ⅳ-3　脳血流 SPECT 検査

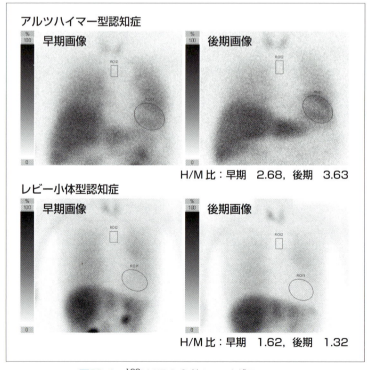

図Ⅳ-4　^{123}I-MIBG 心筋シンチグラフィー

4 レビー小体型認知症との鑑別

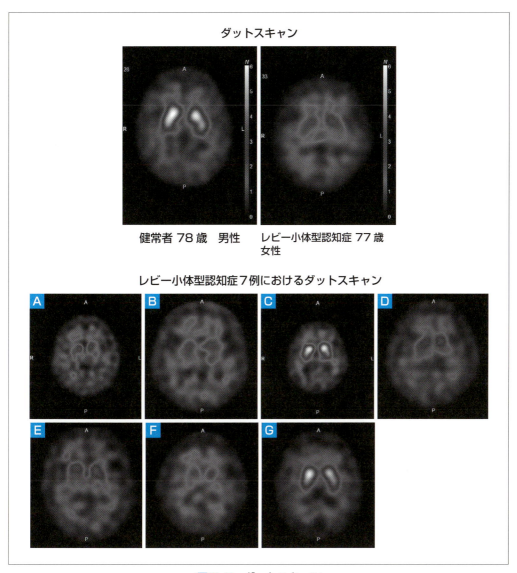

図Ⅳ-5　ダットスキャン

❸ダットスキャン

　イオフルパン（¹²³I）は，線条体内の黒質線条体ドパミン神経終末部に存在するドパミントランスポーター（DAT）に高い親和性を示す放射性医薬品である．パーキンソン病やレビー小体型認知症ではDATが低下することから，イオフルパン（¹²³I）を使用することでこれらの疾患におけるDATの脳内分布，すなわちドパミン神経の変性を可視化することが可能となる．2014年から本剤を用いたSPECT検査であるダットスキャンが臨床で使用できるようになっている．効能・効果としてはパーキンソン病を含むパーキンソン症候群とレビー小体型認知症の診断である．図Ⅳ-5は，レビー小体型認知症と診断した患者さんのダットスキャンの結果を示したものである．尾状核と被殻でのRI集積低下が診断の目安である．

83

診断編　Ⅳ 鑑別診断を考える

5 血管性認知症との鑑別

血管性認知症は臨床症候群

　血管性認知症は，脳梗塞や脳出血，くも膜下出血など多彩な病態によって生じる臨床症候群である（最近は，血管性認知症の代わりに血管性認知障害 vascular cognitive impairment；VCIとの用語も使用されている）．**表Ⅳ-3** は，現在血管性認知症の診断に際して広く使用されている NINDS-AIREN の診断基準[6]を示したものである．この診断基準は，1993年に発表されたものであり，現在の血管性認知症を含む認知症診療の趨勢からみるとやや時代にそぐわないものになりつつある．血管性認知症疑いの診断は，①認知症の存在，②脳血管障害の存在，③認知症と脳血管障害との時間的関連の3つで規定される．詳細は**表Ⅳ-3**を参照して頂きたい．

　ここでは，この診断基準の問題点をいくつか指摘しておきたい．血管性認知症では，記憶障害よりも実行機能障害が前景にみられることが少なくない．しかし，この診断基準では記憶障害が必須の症状と記載されていることから，アルツハイマー型認知症が混入する可能性を否定できない．認知症と脳血管障害との時間的関連で3か月以内が条件となっているが，その根拠が明白ではない（たとえば，4か月後に認知症が生じた場合には血管性認知症と診断されない

表Ⅳ-3　NINDS-AIREN による血管性認知症疑いの診断基準

Ⅰ．血管性認知症疑いの必須条件
　1．認知症の存在
　　①認知機能の病前からの明らかな低下がみられる
　　②記憶障害ならびに2つ以上の認知機能の領域（見当識，注意，言語，視空間認知，操作機能，運動統制，行為）で支障がみられる
　　③日常生活動作に重大な支障をきたすこと，しかし，脳血管障害に伴う身体症状が主因ではないこと
　2．脳血管障害の存在
　　①脳血管障害に由来する神経症状（片麻痺，感覚障害，半盲，構音障害など）がみられ，かつ画像検査で該当する脳血管病変が存在すること
　3．認知症と脳血管障害の時間的関連
　　①脳血管障害発症後3か月以内に認知症が出現する
　　②認知機能の急激な悪化，または動揺性，階段状の進行を示す認知機能障害
Ⅱ．血管性認知症を支持する徴候
　　a）病早期からの歩行障害，b）歩行が不安定，頻回の転倒，c）病早期からの排尿障害，d）仮性球麻痺，e）人格変化や気分障害（無欲，うつ），情動失禁，皮質下由来の行動障害
Ⅲ．血管性認知症らしくない徴候
　　a）病早期から記憶障害が目立つ，認知機能障害（失語，失行，失認）が進行性に悪化するがそれらに対応する画像所見に欠ける，b）局所神経徴候がない，c）画像検査（CT, MRI）で脳血管障害が認められない

（Román GC, et al.：Vascular dementia：diagnostic criteria for research studies. Report of the NINDS-AIREN International Workshop. Neurology, 43（2）：250-260, 1993. より意訳・改変）

のか？）．血管性認知症の概念の是非についてこれ以上深入りすることは本書の目的ではないので言及しないが，血管性認知症の概念は大きく揺らいでおり，"安易に血管性認知症と診断しないほうがよい"ことを強調しておきたい．

表Ⅳ-4は，NINDS-AIREN が提唱している血管性認知症の臨床分類である．たとえば脳梗塞をみると，①主幹動脈の血栓性あるいは塞栓性閉塞による皮質，皮質下に広がる梗塞による多発梗塞性認知症，②認知機能に関与する特定の部位にみられる限局性梗塞による認知症，③細血管病変（ほとんどはラクナ梗塞）に伴う認知症に大別されている．そのほかに出血性病変に起因する認知症や，著明な低血圧などで脳血流が低下したことによって生じる認知症などが想定されている．梗塞病変と出血病変が混在した結果，認知症に進展する患者さんも存在する．

以下に，横浜総合病院 臨床研究センター長の長田 乾先生が作成した血管性認知症の分類を示す．

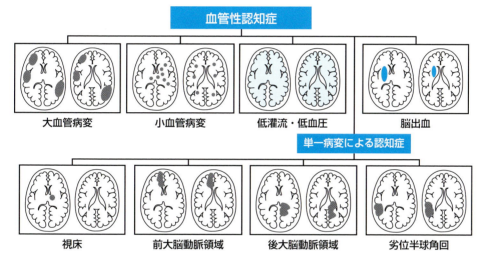

（横浜総合病院 臨床研究センター長 長田 乾先生が作成，許可を得て掲載）

表Ⅳ-4 NINDS-AIREN による血管性認知症の分類

1. 多発梗塞性認知症　multi-infarct dementia
    主幹動脈閉塞による梗塞が大脳皮質，皮質下に多発
2. 認知症の成立に重要な領域の限局性梗塞　strategic single-infarct dementia
    視床や角回，前脳基底部など認知機能に関与する重要な部位の梗塞
3. 細血管病変に伴う認知症　small-vessel disease with dementia
    a. 多発性ラクナ梗塞 multiple lacunar strokes（lacunes）
    b. Binswanger 病
    c. 大脳アミロイドアンギオパチー
4. 低灌流による認知症 hypoperfusive dementia
    心停止や著明な低血圧による全脳虚血，あるいは分水嶺領域にみられる限局性虚血に起因する認知症
5. 出血性認知症　hemorrhagic dementia
    慢性硬膜下血腫，くも膜下出血の後遺症，脳出血に起因する認知症
6. その他　other mechanisms
    上記の組み合わせ，未知の原因による認知症

(Román GC, et al.：Vascular dementia：diagnostic criteria for research studies. Report of the NINDS-AIREN International Workshop. Neurology, 43（2）：250-260, 1993. より意訳・改変)

血管性認知症と安易に診断しない！

　一般的に認知症があって脳血管障害の既往がみられる場合，あるいは片麻痺などの神経症状がみられるとき，血管性認知症と安易に診断する傾向がみられる．しかし，最近の考え方では，アルツハイマー型認知症と血管性認知症の合併あるいは脳血管障害を伴うアルツハイマー型認知症，いわゆる混合型認知症の概念がクローズアップされてきている．たとえば，脳血管障害後認知症 poststroke dementia のなかで脳血管障害発症前からすでに認知症 prestroke dementia が認められる頻度は，36.4％（Tatemichi ら）[7]，40.6％（Inzitari ら）[8]，33.3％（Barba ら）[9] と報告されており，poststroke dementia を示す患者さんの約 1/3 は該当する脳血管障害出現前からすでに認知症を発症していたものと推測される．これらの報告は，血管性認知症と診断される事例のなかにアルツハイマー型認知症をはじめとする変性認知症が混在する可能性が高いことを示唆している．認知症＋脳血管障害イコール血管性認知症と安易に診断せず，複眼的な診断を考えていきたいものである．

 日常臨床では"脳血管障害を伴うアルツハイマー型認知症"が多い

　認知症はみられるが明らかな脳血管障害の既往や片麻痺などの局所神経症状がない事例では，アルツハイマー型認知症あるいはレビー小体型認知症の診断は比較的容易であろう．問題は，認知症がみられかつ脳血管病変由来と考えられる局所神経症状（たとえば，不全片麻痺や歩行障害）を呈する事例の診断である．以前は，このような事例を安易に血管性認知症と診断してきたが，近年，これらのなかに"脳血管障害を伴うアルツハイマー型認知症"が混在する可能性の高いことが指摘されてきている．

　著者は，脳血管障害に由来する局所神経症状を有する認知症患者さん 24 名を対象に臨床症状と画像診断を通して病態の検討[10] を行った．その結果，NINDS-AIREN の診断基準に合致する典型的な血管性認知症は 10 名にすぎなかった．その他の事例は，脳血管障害を伴うアルツハイマー型認知症かあるいは両者の特徴を備えた事例であった．従来の診断基準で血管性認知症と診断されている患者さんのなかには，脳血管障害を伴うアルツハイマー型認知症が含まれている可能性が高いのではないかと著者は考えている．

事例提示

68 歳，男性
脳血管障害を伴うアルツハイマー型認知症の事例

初診の 8 か月前，脳出血による右不全片麻痺が出現し，3 か月間入院した．妻によると，その後，物忘れがより進み怒りっぽくなってきた．どの衣服を着たらよいかわからない，自分で判断をすることができなくなってきた．MRI では，左視床後部で T_1 強調画像で低信号域，T_2 強調画像で低信号域に一部高信号域を示す陳旧性出血病変が認

められた（図a；→）．脳出血に伴って出現した認知症，すなわち血管性認知症を考えさせる病像である．しかし，さらに家族から詳細に病歴を聴取すると，5年前に退職した頃からしまい忘れや置き忘れに気づかれていた．また，外出を嫌がり，ぼーっとしていることが多くなっていたことが明らかになった．脳SPECT検査では，アルツハイマー型認知症に特徴的とされる左頭頂葉後部で脳血流の低下がみられる（図b；→）．

a：MRI検査

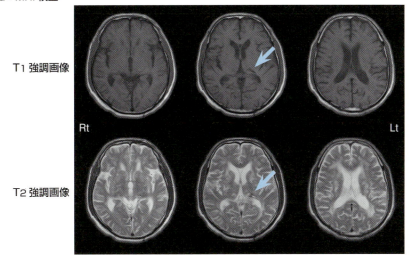

b：脳SPECT検査　3D-SSP解析結果

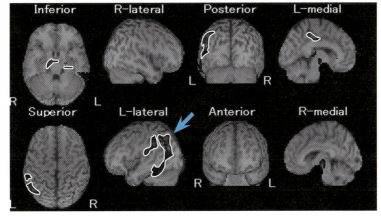

本事例は，脳血管障害以前からすでに認知症に進展していた患者さんが，脳出血発症を契機に認知症がより顕在化してきたものと解釈される．血管性認知症ではなく，脳血管障害を伴うアルツハイマー型認知症と診断すべき事例である．

診断編　Ⅳ 鑑別診断を考える

6 前頭側頭型認知症との鑑別

かかりつけ医の先生方が前頭側頭型認知症を診療する機会は少ない

　前頭側頭型認知症では，活発な行動障害（反社会的行動がみられる）や情意障害，人格障害を示すことから認知症を専門とされないかかりつけ医・非専門医の先生方の外来を受診することはほとんどないと思われる．また，仮にその疑いのある患者さんが受診した場合には，認知症を専門とされない先生方による診療は困難なことが多いので認知症専門医療機関に紹介したほうがよい．

前頭側頭葉変性症と前頭側頭型認知症

　前頭側頭葉変性症と前頭側頭型認知症は，混同しやすい病名であるが，前頭側頭型認知症は，進行性非流暢性失語，意味性認知症とともに前頭側頭葉変性症を構成するものである．さらに前頭側頭型認知症は，前頭葉変性型とピック型，運動ニューロン疾患型の3つの病理類型に分類されている．

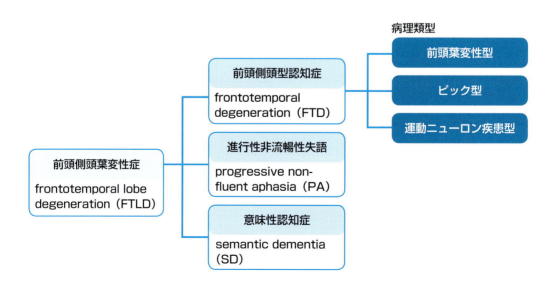

このなかのピック型が，従来からいわれてきたピック病に概ね該当する．おそらく認知症を専門とされないかかりつけ医・非専門医の先生方が実際に診療する，あるいは相談を受ける機会のある疾患は前頭側頭型認知症であろう．

前頭側頭型認知症の特徴

前頭側頭型認知症は，前頭葉と側頭葉に選択的な進行性萎縮がみられるもので，性格・人格変化，社会性の喪失，情意障害を主症状とする認知症疾患である．萎縮の始まる部位によって，①脱抑制，落ち着きのなさ，反社会的行動など行動障害が目立つタイプ，②自発性や意欲の低下，無頓着などの陰性徴候が前面にみられるタイプ，③行動や言動が紋切り型あるいは常同型を示すタイプに分けられるが，末期にはいずれも運動・言語機能の喪失をきたし寝たきりになる．

教科書的には上記の病像を呈するが，わかりやすく述べると，アルツハイマー型認知症と比べて症状が派手で周囲が受ける迷惑の度合いが桁外れに大きい疾患である．自分勝手な言動や行動が多く，家族はもて余し気味状態になって医療機関を受診してくる場合が多い．診察室でも自分の思いどおりの言動や行動に終始し，周囲の思惑には全く関心をもたない状態である．

参考までに1998年に公表された前頭側頭型認知症の臨床診断基準を示した（**表Ⅳ-5**）．現在，

表Ⅳ-5　前頭側頭型認知症の臨床診断基準

リスト1．初期から人格変化と社会的行動障害が主要な症状として認められ，疾患の経過を通じてこれらが認められる．知覚，視空間認知，遂行，記憶は正常かまたは比較的保たれる．
Ⅰ　診断のための中核症状（以下のすべての項目がみられること） 　A．発症が潜在性で緩徐に進行する 　B．社会的な対人関係が早期から障害される 　C．自己の行為を統制することが早期からできなくなる 　D．情意の鈍麻が早期からみられる 　E．病識（自己洞察）が早期から欠けている Ⅱ　診断のための支持項目（すべての患者にみられるわけではない．診断をより確実にするあるいは可能性を高める項目） 　A．行動の障害 　　1．自己の衛生や整容に関心をもたない　2．精神的な硬直さと柔軟性の欠如　3．注意散漫，一定の運動を持続して維持できない　4．口唇傾向と食事の好みの変化　5．保続的ならびに常同的な行動　6．道具の強迫的使用 　B．発語と言語 　　1．発話量の変化（a．発話の減少と節約的発話　b．迂遠）　2．常同言語　3．反響言語　4．保続　5．緘黙症 　C．身体所見 　　1．原始反射　2．失禁　3．無動，筋強剛，振戦　4．血圧の低値と不安定さ 　D．検査 　　1．神経心理学的検査：前頭葉機能検査で有意な障害がみられるが，重篤な健忘（記憶障害）や失語，視空間認知障害はみられない 　　2．脳波：臨床的に明らかな認知症は存在するが，通常の脳波検査では正常範囲 　　3．形態あるいは機能脳画像：前頭葉ならびに／または側頭葉前方部に優位な異常がみられる

（Neary D, et al.：Frontotemporal lobar degeneration：a consensus on clinical diagnostic criteria. Neurology, 51（6）：1546-1554, 1998. より意訳・改変）

さらに改訂された診断基準が発表されているので，興味のある先生方は最新の文献を参照されたい．

> **57歳，女性**
> **主訴は何でもメモを取ることという前頭側頭型認知症の事例**
>
> 娘さんたちによると，52歳時に20年間勤めた保育園を辞めた．辞めた理由は，本人が言わないので詳細不明だが職場の人間関係がうまくいかなくなったらしい．以降，ヘルパーや介護助手のパートに就くが長続きせず3年間に5回職場を替わっている．就職できないと何回もその職場に電話をかけて，断られた理由をしつこく尋ねることもあった．55歳頃から，会話で言葉が出にくくなり「あれあれ」「それそれ」が多くなってきた．同じ話が頻繁にみられ，何でもメモに長々と記載するようになった．自宅に長時間居ることができず，何回も外出するがとくに目的なく出歩くだけである．また，毎日決まってスーパーに出かけ同じ物を買ってくる．56歳頃から，利用価値のない瓶を多数収集したり，古くなった人形をあちこちからもらってきてタンスのなかに並べたりする行動がみられ始めた．家族が注意しても意見を全く受け入れない．夫と2人暮らしであるが，料理を作ることをせず，昼は駄菓子を食べて済ませることが多い．

1) Healton EB, et al.：Neurologic aspects of cobalamin deficiency. Medicine, 70（4）：229-245, 1991.
2) Snow CF：Laboratory diagnosis of vitamin B$_{12}$ and folate deficiency. a guide for the primary care physician. Arch Intern Med, 159（12）：1289-1298, 1999.
3) Petersen RC：Mild cognitive impairment as a diagnostic entity. J Intern Med, 256（3）：183-194, 2004.
4) Barnes DE, Yaffe K：Vitamin E and donepezil for the treatment of mild cognitive impairment. N Engl J Med, 353（9）：951-952, 2005.
5) 川畑信也：かかりつけ医・非専門医のためのレビー小体型認知症診療．南山堂，2015.
6) Román GC, et al.：Vascular dementia：diagnostic criteria for research studies. Report of the NINDS-AIREN International Workshop. Neurology, 43（2）：250-260, 1993.
7) Tetemichi TK, et al.：Dementia after stroke：baseline frequency, risks, and clinical features in a hospitalized cohort. Neurology, 42（6）：1185-1193, 1992.
8) Inzitari D, et al.：Incidence and determinants of poststroke dementia as defined by an informant interview method in a hospital-based stroke registry. Stroke, 29（10）：2087-2093, 1998.
9) Barba R, et al.：Poststroke dementia：clinical features and risk factors. Stroke, 31（7）：1494-1501, 2000.
10) 川畑信也ほか：脳血管障害を伴う痴呆の臨床的検討―脳血管性痴呆の再検討―．神経内科, 61：81-88, 2004.

V 再来患者さんから認知症をすくい上げる

1 再来患者さんから認知症を発見するコツ➡(p.92)

- 認知症患者さんを診療する2つのパターン(p.92)
- 再来患者さんで認知症を考える場合とは？(p.92)
- 血管性認知症を疑うコツは？(p.95)
- 「認知症ではないか？」との視点で診療を行う(p.95)

 注意

- ▶ 長年通院している再来患者さんの変化には気づきにくいことが多い
- ▶ 認知症かな？ との視点で再来患者さんを観察する
- ▶ 患者さんの診療行動や外見，診察室でのやりとりを観察すると，認知症に進展した再来患者さんのすくい上げが容易になる

診断編　V 再来患者さんから認知症をすくい上げる

1 再来患者さんから認知症を発見するコツ

 ## 認知症患者さんを診療する2つのパターン

　医院・クリニックを開設している先生方が認知症患者さんを診療する機会として，①物忘れを主訴に来院した初診患者さん，②再来患者さんのなかで認知症に進展している患者さんの2通りが考えられる．著者のように物忘れ外来という専門外来を開設している場合には，患者さんや家族が物忘れの診断や精査を希望し受診されることから，診療の主眼が認知症のみに絞られる．しかし，医院・クリニックを開設されているかかりつけ医の先生方の場合，長年ご自身の外来に通院されている再来患者さんやその家族から認知症に関する相談を受ける，あるいはその患者さんが認知症に進展している可能性を見極めることが多いのではないかと思われる．

　著者の経験から，長年診ている患者さんのなかで認知症に進展している患者さんをすくい上げることは，大変難しいのではないかと考えられる．長年つき合っている患者さんの場合，その変化に気づくことが難しい（人間は，日々の慣れから変化に気づきにくい）．著者も高血圧で長年診療していた患者さんが認知症に進展したとき，娘から「もう3年くらい前からぼけていましたよ，気づきませんでしたか」と言われ愕然としたことを記憶している．認知症かな？という視点で患者さんを診ないと認知症に気づかないことが多いかもしれない．

 ## 再来患者さんで認知症を考える場合とは？

　再来患者さんで認知症がいまだ軽度の段階，あるいは家族が認知症に気づいていないときには，通常の診療のために患者さんだけで先生方の外来を受診することが圧倒的に多い．認知症，とくにアルツハイマー型認知症は，自分の能力低下に対する認識が欠如している場合が少なくない．したがって，再来通院している患者さん自らが自分は認知症になっている，認知症かもしれないと診察室で訴える事例はほとんどない．診察をする医師や医院・クリニックの看護師あるいは事務スタッフが，患者さんの異変に気づくことが認知症発見の第一歩である．診療する医師に注意深い観察力が求められる．

　以下に示すポイントを頭の隅におきながら診療を進めるようにしたい．

❖患者さんの診療行動に注意する

　長年外来に通院している患者さんの診療行動については，主治医の先生方が最も理解していることであろう（たとえば，今までは2週間ごとに必ず受診していた患者さんなど）．その患者さんが予定されている外来日を間違えることが多くなってきた，あるいは必要もないのに受

1 再来患者さんから認知症を発見するコツ

患者さんの診療行動に注意する
- 予定されている外来日を間違えることが多くなってきた
- 外来を受診する頻度が多くなってきた，あるいは受診しないことが多くなってきた
- 明らかに薬が切れているはずなのに受診しない
- 処方した薬をしばしば紛失し何回も取りに来る

患者さんの外観を観察する
- 季節に合わない薄着あるいは厚着がみられる．たとえば，明らかに気候的には暑いと思われるのに厚着をしている場合
- （女性）今までと比して口紅が異常に濃い，化粧が年齢に不釣り合いで奇異な印象を受ける
- ボタンをしっかりかけていない，下着が見えているのに頓着していない．整容が以前に比してだらしなくなってきた
- みだしなみを気にしなくなってきた．明らかにおかしい整容をしているのに無頓着である

診察室での様子を観察する
- 口数が以前に比して少なくなってきた．ぼーっとしていることが多い．自分から話をしない
- 血圧測定時，患者さんの右側に血圧計が位置しており，測定のために医師や看護師が血圧計を操作しているのに，左手を出して血圧測定を受けようと動作をする（左右の概念が混乱している）
- 衣服を脱がせて診察や検査をした後，衣服の着かたで戸惑っている．スムーズに衣服を着られない

診察室での会話を分析する
- 明らかに物忘れがみられるのに患者さん本人が「自分は物忘れなどはしない」「困ったことは全くない」と言い張るとき
- 前回の外来で指示した大切なことを「そんなこと言われましたっけ」と答え，意に介していないとき
- 以前と異なって自信なさそうに返事をする，あやふやな話が多くなってきた
- 患者さんが何回も確認する，同じ内容を何回も聞いてくるようになった
- 話の内容がしばしばそれていく，昔話が多い．会話がかみ合わないことが多くなってきた

受付・会計での様子に注意する
- 会計の際，大きな紙幣（1万円札）を使用することが多くなってきた．小銭の扱いが苦手な様子が観察される
- 保険証の紛失が多い，持参していないなどと言って保険証の確認ができないことが多い
- 預かった診察券や保険証を返したのに，しばらくすると返してもらっていないと言い張る
- カバンや小物入れから必要とする物をなかなか探しだせない

診する頻度が多くなってきた，受診しないことが多いなど以前と異なる受診行動がみられるとき，記憶障害や日時に対する見当識障害が出現してきた可能性を考えるようにしたい．まだ数週間以上処方した残薬があるはずなのに，理由なく薬を取りに来る患者さんも要注意である．

◈患者さんの外見を観察する

診察室に入ってきた患者さんの外観を注意深く観察する．整容に無頓着，身だしなみを気にしていない，以前に比してだらしない格好をしている患者さんに注意したい．認知症に進展し整容に関心がないか，失行（行為障害）で衣服を正しく着られない状態を示唆するものである．女性では，口紅だけ異常に濃く塗ったり，年齢に比して奇異な化粧をしている場合もみられる．

季節に合わない衣服を選択することも認知症患者さんではしばしばみられる。季節の変わり目にみられる厚着あるいは薄着は，患者さんの以前からの習慣もあることから認知症の有無を判断することは難しい。しかし，明らかに気候的に暑いと思われるのに厚着をしている場合，あるいは冬の真っ最中に薄着で外来を受診する患者さんの場合，認知症の可能性が高い。

補足となるが認知症に進展すると外界の寒暖の変化を感じにくいのかあるいは感じなくなるのかは不明であるが，暖房・冷房に関して奇異な行動をとることが多い。たとえば，真夏なのに冷房もつけず部屋を締め切って座っている，真冬に暖房をつけながら窓を開けている患者さんなどをしばしば経験する。もし家族からこのような状況を告げられたとき，認知症を視野に入れた対応をすべきである。

◈診察室での様子を観察する

多忙な外来のなかで時間をかけて再来患者さんを注意深く診療できる時間を確保することは難しい。しかし，著者が認知症患者さんを診療していてしばしば気づくことは，血圧測定時，血圧計は患者さんの右側に位置し，医師が血圧計を操作しながら「血圧を測定しましょう」と伝えたとき，患者さんが左上肢の衣服をまくり上げる行為をすることが予想外に多いことである。非認知症でもみられる現象かもしれないが，患者さんの側からみれば明らかに右側に血圧計があり，かつ医師がそれを操作しているのに気づいていない，あるいは関心をもっていない可能性があるのではなかろうか。アルツハイマー型認知症でみられる注意障害や左右障害を反映した結果とも考えられる。衣服の着脱に以前と異なり時間がかかる，あるいは拙劣になるのもアルツハイマー型認知症でみられる失行（行為障害）のためである。

◈会話を分析する

病的か否かは別として明らかに物忘れがみられるのに「自分は物忘れをしない」「歳をとれば誰でも物忘れはするし，自分はどこも悪くない」などと再来患者さんが答えるときには要注意である。高齢者は認知症に進展することを非常に恐れている。非認知症高齢者では自分の物忘れを過大に評価し心配することが多い。

一方，アルツハイマー型認知症では自分の能力低下に対する認識に乏しい場合が多い。あるいは物忘れはすると述べても深刻感に乏しいことも少なくない（著者は，そのときの物忘れの状況と患者さん自身が示す深刻感のなさとのギャップにしばしば表現しがたい違和感を受けることが多い。この患者さんはなんでこんなに楽天的なのだろうか，あるいはなんでこんなに強気に物忘れを否定できるのだろうかなどと考えてしまうことが多い）。診察での患者さんとの会話で口数が少ない，以前指示した大切なことを全く覚えていない，話がかみ合わない，話す内容がだんだんずれていく場合なども要注意である。

著者のように物忘れ外来という特化した専門外来を開設していると初診の患者さんが多い。診察室で患者さんと初めて接するので，患者さんが示す言動や行動がその患者さんの病前からの個性なのか，あるいは認知症に進展後の病的なものなのか迷うことも少なくない。しかし，かかりつけ医の先生方の場合，診療を通じてその患者さんと長年つき合ってきて，患者さんの行動や言動をよく把握していることから，患者さんの行動や言動の病的な変化を捉えやすいのではないだろうか。

◈受付・会計での様子に注意する

アルツハイマー型認知症では，金銭，とくに小銭の扱いが苦手になってくるようである．たとえば，診療費が 350 円なのに 1 万円を出す場合である．もちろん小銭がなく 1 万円札しか持ち合わせがないこともありうるが，アルツハイマー型認知症では概して会計の際，不必要に大きな紙幣を使用することが多い．会計の際に注意したい行動の変化である．さらに待合室で意味のない行動を繰り返す，診察の順番を待てずに何回も診察時間を尋ねてくる，伝えても理解できない．自分の靴を探して戸惑うことが多い，保険証を持参するのを忘れることが多い．会計後に診察券や保険証を返したのにしばらくしてから医院・クリニックに戻ってきて，診察券を返してもらっていないと訴える．提出を求められた物を探す際にかばんや小物入れの中を何回も引っかき回して探すが探しきれないなどの行動にも注目したい．これらの行動の変化がみられたから即アルツハイマー型認知症と判断することはできないが，頻繁にみられたり，一定の規範を越える際には認知症に進展している可能性を頭の隅におきたいものである．

血管性認知症を疑うコツは？

前項では主としてアルツハイマー型認知症のすくい上げのコツを記載してきたが，ここでは血管性認知症について言及する．外来通院している脳血管障害後遺症をもつ患者さんの場合，明らかな脳血管障害の発作がなくても血管性認知症に進展することが十分予想される．さらにアルツハイマー型認知症を合併し，認知症に移行する場合も考えられる（脳血管障害を伴うアルツハイマー型認知症）．すくい上げの基本的なコツは前項で述べたとおりであるが，血管性認知症では物忘れ（記憶障害）よりも日常の実行機能障害が先行することが少なくない．診察室における患者さんの行動や整容，自発性や意欲の状態を中心に観察を行うと，血管性認知症に進展している患者さんの気づきとなることが多い．

「認知症ではないか？」との視点で診療を行う

診療中に再来患者さんの外観や様子，態度が変だな？　何か以前と違うな？　と感じるとき，雑談のなかで「ところで今，季節はいつ頃でしょうか？」「食欲はいかがでしょうか，昨日の夕飯は何を食べましたか？」と尋ねてみるとよい．このときの回答が正しいか否かの判断も大切であるが，答える際の患者さんの様子を観察することも忘れないようにしたい．言い訳が多い，答えられないことを気にしない，考えようとしないなどの反応は認知症を疑う根拠になる．前項で述べた行動や言動の変化がみられて認知症かもしれないと考え，唐突に HDS-R などを施行すると，患者さんによっては「馬鹿にするな！」と逆に怒り出す可能性もある．雑談のなかで患者さんの記憶や見当識を確認するのがよい．この時点で認知症が疑われるとき（この段階では患者さんは 1 人で外来を受診しているので認知症との診断はできないことが多い），次回の受診で患者さんの日常生活をよく知る家族を呼んで患者さんの様子を尋ねると，認知症の有無についての正確な診断に繋がることが多い（「**病歴から診断する**（p.12）」を参照）．

VI

困った事例への対処法

1 診断を確定できないときの対応策➡(p.98)

2 独居患者さんの診断と対応➡(p.102)

3 病歴とテスト式認知機能検査の結果に乖離がみられるとき➡(p.105)

 注意

- ▶ 認知症の診断を確定できない患者さんも少なくない！ その場合の対処法をマスターしておく
- ▶ 独居患者さんの診察のコツをマスターしておく！
- ▶ 病歴とテスト式認知機能検査の結果は必ずしも並行しないので，病歴を重視した診療姿勢を心がける！
- ▶ どうしても診断ができないときには，認知症専門医療機関に紹介するか，外来でしばらく臨床経過を観察する

診断編 Ⅵ 困った事例への対処法

1 診断を確定できないときの対応策

診断を確定できない事例も多い！

　医師として患者さんの診断をはっきり下したいとの気持ちをもっていることは十分理解できる．しかし，認知症診療では，認知症に進展しているのか年齢に伴う心配いらない物忘れなのかを厳密に判別できない事例にもしばしば遭遇する．とくに軽微な段階に留まる認知症の診断には苦慮することが多い．著者の開設している物忘れ外来では，病歴や患者さんへの問診・診察以外にも詳細なテスト式認知機能検査や MRI，脳 SPECT 検査などを施行し正確な診断を下すよう努めているが，それでも受診者の9.2%弱では正確な診断を下せず外来で経過観察とならざるを得ない（図Ⅵ-1）．MRI やテスト式認知機能検査を施行できないことが多いかかりつけ医の先生方にとっては，臨床診断により困る場面が多いのではないかと推測される．

　ご自分の医院・クリニックで診断ができないとき，最寄りに認知症専門医療機関があるならば，そこに診断確定を依頼するとよい．しかし，現実にはそのような医療機関がない場合も多い．むしろ，地域の認知症診療を俯瞰すると認知症専門医療機関が少ないのが実情であろう．

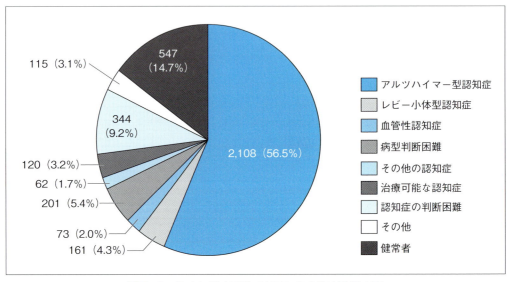

図Ⅵ-1　物忘れ外来受診3,731名の臨床診断内訳
（2008年8月〜2017年4月　八千代病院）

診断できないときの方針

　前述のように近隣に認知症専門医療機関がない場合，ご自分の外来で経過を診ていくしか選択肢はない．かかりつけ医・非専門医の先生方がご自分の医院・クリニックで経過を診る際の流れを以下に示した．

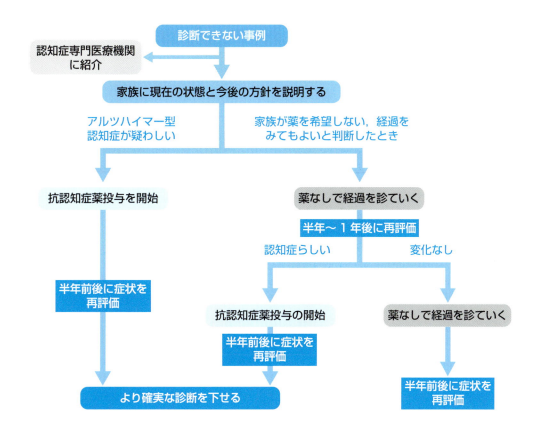

　まず現在までの状態像と検査結果，今後の方針などについて家族にわかりやすく説明することが必要となる．この点が最も重要なポイントである．本人ならびに家族が理解しやすい，あるいは納得するような説明能力を身につけておくことが大切である．本人や家族が納得しないと，他の医療機関に通院を変更してしまう可能性があるかもしれない．

　経過を診ていく際，今までの診療からアルツハイマー型認知症の可能性が高い，あるいはそれらしいが確信をもてないときには，患者さん本人と家族の了解を得て抗認知症薬の投与を開始する選択肢を考慮したい．著者の経験では，その時点でおかしい，あやしいと感じる患者さんを半年あるいは1年フォローしていくとアルツハイマー型認知症の特徴が明らかになってくる可能性が高いようである．その視点から著者は，早期からの薬物療法の介入がベターではないかとの立場を取っている．

患者さんならびに家族への説明の実際

認知症に進展しているのか否かの判断ができないとき，患者さん本人と家族への説明は重要である．①現在の状況をわかりやすく説明する，②経過を診ることの必要性を伝える，この2点を最低限話すようにしたい．また，早期からドネペジル塩酸塩（以下ドネペジルと略，アリセプト®）などの抗認知症薬投与の必要性にも言及するようにしたい．以下に著者が日常診療で診断を確定できない事例に対して，患者さん本人ならびに家族へ説明している内容を示した．このような主旨で先生方も説明されるとよいかもしれない．

現在の状況をわかりやすく説明する

「診察・検査をしましたが，現時点では認知症になっているのか年齢に伴う心配いらない物忘れなのかの判断を下すことができないのです．認知症では，患者さんのように軽度の段階での診断が最も難しいのです．確かに物忘れはみられるようですが，その物忘れによってどのくらい生活に支障をきたすのかが認知症の判断では重要です．その点で，患者さんの場合，症状が軽いことから認知症と診断を下すことが現時点ではできないのです」

経過を診ることの必要性を伝える

「もし，アルツハイマー型認知症が背景にあるならば，半年，1年と経過を診ると必ず症状が進行・悪化していきます．年齢に伴う心配いらない物忘れならば，症状は何年経っても進行しません．正確な診断を下すためにしばらく外来で経過を診ていきましょう」

ドネペジル投与の必要性

「現在，患者さんはアルツハイマー型認知症とはっきり診断できませんが，もしアルツハイマー型認知症ならば症状の進行を遅らせる薬剤があります．薬を服用せずにいて，もし半年後にアルツハイマー型認知症と確実に診断されたら，ではこの半年間はなんだったのかとご本人やご家族は思われるかもしれません．認知症が心配だから早めに受診したのに，と感じるかもしれません．私は，そのときの状況を考えて，今の段階でアリセプト®を開始してもよいのではないかと考えています．副作用などに注意しながら薬剤を服薬していくという選択肢も考えられます．どうでしょうか？」

81歳，女性
経過観察でアルツハイマー型認知症が明らかになった事例

80歳頃から物忘れが目立ってきたとのことで家族が物忘れ外来に連れてきた．家族が記載した問診では，物忘れはひどいが，ガスの消し忘れが1度あった以外に問題はないとのことであった．テスト式認知機能検査ではHDS-R 20点，MMSE 24点でいずれも正常下限近傍に位置しており，これらの検査から認知症の有無を判断することはできなかった．しかし，1週間前に施行したMRI検査に関する記憶があやふやなことなどを考慮し，患者さんならびに家族の同意のもとにドネペジル（アリセプト®）の投与を開始した．半年後，MMSEは19点に悪化，当日施行した検査内容を全く覚えていないことから，アルツハイマー型認知症と確診した．

1 診断を確定できないときの対応策

事例提示

83 歳，女性
診断がつかず経過観察とした事例

物忘れ外来受診の 3 週前に長女一家と同居を始めた．同居後に気づいたことは，新しいことを覚えられない，環境の変化に適応できない，たとえば風呂の湯の調整のしかたを説明してもなかなか理解できないが，金銭管理や計算，整容などに支障はない．娘が認知症を心配し物忘れ外来に連れてきた．診察では，当日の月日や曜日，子供 3 名の状況などは正答したが，前日の夕飯の内容を答えることができなかった．HDS-R は 25 点，MMSE は 24 点といずれも正常範囲であった．この時点で認知症に進展しているのか否かの判断は難しかったので，家族に現在の状況を説明するとともに半年後に再度受診するよう伝えた．

診断編　VI 困った事例への対処法

2 独居患者さんの診断と対応

　病歴重視の視点からみると，独居生活を送っている患者さんについて認知症の有無を判断することは難しいように感じるかもしれない．以下に独居患者さんに関する診療の原則を示した．

- 病歴や問診・診察の原則は同居家族がいる事例と変わらない
- 特徴的な認知症の病像を示す独居患者さんでは診断は容易
- 家族が患者さんの生活状況を理解していない，あるいは深刻に考えていないときには診断に苦慮する
- 独居患者さんでも軽度の段階での診断は難しい
- 薬物療法は介護支援体制の構築後に開始すること

①病歴や問診・診察の手順は，同居家族のいる事例と原則的には異なることはない．ただし，受診時の付き添い（同居していない家族あるいは知人，行政関係など）がどれだけ患者さんの生活状況を把握しているかによって診断の難易が左右される．

②徘徊や妄想などのように特徴的な病像を示す独居患者さんでは，付き添いの把握度にかかわらず診断は比較的容易である．

③付き添いが独居患者さんの生活を把握していないあるいは無関心，深刻に考えていない場合には診断に苦慮することが多い．とくに認知症が軽微，軽度の段階に位置する患者さんでは診断を下すことができないことが多い．

④独居患者さんで認知症と診断したとき，薬物療法の開始は服薬管理を含めた介護支援体制が構築された後に開始をすることが原則である．患者さんだけに服薬管理を任せると，飲み忘れや過剰服薬などの事態を招く危険性がある．

　以下に事例を提示しながら診断の手順を考える．

73歳，女性
アルツハイマー型認知症．独居でも診断が容易だった事例

同居していない娘からの病歴では，5年前に夫が死亡した後，独居生活を送っている．1年前から同じことを何回も言うようになった．自分で買ってきたものを覚えていない．夫の遺産を患者さんが持ち歩くので不用心だからと息子が預かったがそれを理解できず，誰かが盗んだと言い張ることが多い．暗証番号を変更したことを覚えられず，

銀行に怒鳴り込んだこともある．道順で混乱することが多く，近くに住んでいる息子宅に行けないことがある．最近は面倒だからと言って入浴したがらない．季節にあった衣服の選択が困難で，自宅を掃除しないことがしばしばある．物忘れの状態は徐々に悪化している感じがする．

　本事例では，記憶障害に加えて物盗られ妄想的言動，道順障害がみられ，状態は緩徐に進行悪化していることがわかる．独居ではあるが病歴を陳述する娘が患者さんの生活状況を正確かつ詳細に把握していることから認知症の判断を下すことは容易である．家族が同居していなくても患者さんが典型的な病像を示す場合や，家族が患者さんの状態を正確に把握している場合には，たとえ独居であっても認知症の診断を下すことはそれほど難しくはない．

事例提示

73歳，女性
判断困難事例

同居していない娘からの病歴聴取．娘はあまり気にならないが隣に住んでいる患者さんの妹は物忘れがあるのではないかと心配している．前日話した内容を翌日の夕方に確認することがある，ゴミの後片付けに不安を感じる，半年間携帯電話を使用しなかったら，しばらくその使い方がわからなかったとのことである．料理や買い物などは患者さん本人が問題なくこなしているのではないかと思う．

問診の風景

物忘れしますか	「自分では心配していない」
おいくつですか	「73歳」（正答）
誕生日はいつですか	「昭和○○年□月△△日」（正答）
今日は何日ですか	「今日は26年の4月12日」（正答）
何曜日ですか	「土曜日」（正答）
昨日の夕食は何を食べましたか	「なんだっけ……あるもので，さといも，人参，あげ，煮物！」（正否は不明）
ご主人は	「平成12年に死亡，61，2歳で」（正答）
子供は	「3人，男1人に女2人」（正答）
昨日の生活	「朝はゲートボール，昼から自宅」
	（正否は不明）

診断編　VI 困った事例への対処法

　以下に本事例の HDS-R の結果を示した．総得点は 21 点で認知症と非認知症の境界に位置している．下位項目では 3 単語の遅延再生と単語の列挙の成績が不良であり，アルツハイマー型認知症を考えさせる結果であったが確診までには至らない．

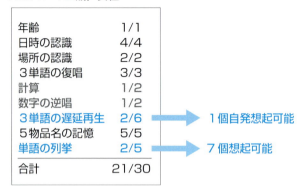

　以上の病歴と問診・診察，HDS-R の結果から，この患者さんがアルツハイマー型認知症に進展しているのか否かの判断は難しいといえる．

　実臨床で独居患者さんに認知症があるのか否かを判断するポイントを以下に示す．

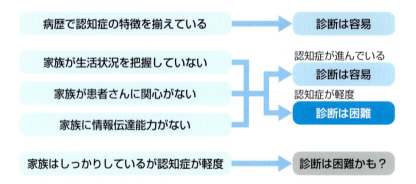

①同居していない付き添いからの病歴が認知症の特徴を備え，さらに患者さんへの問診・診察でも認知症症状が明らかなときには，たとえ独居であっても診断は容易である．
②付き添いが患者さんの生活状況を把握していない，患者さんに関心がない，病歴を正確に伝える能力に乏しい場合でも患者さんが明らかに認知症症状を呈しているときには診断は難しくない．
③上記②で認知症が軽微，軽度の段階に位置している患者さんあるいは認知症症状が目立たない患者さんでは診断を下すことが難しい．
④付き添いからの病歴では認知症の可能性を考えるが，患者さんの診察・問診ではしっかりしている場合にはその時点で診断を下すことは困難である（これは家族が同居している患者さんの場合も同様である）．

3 病歴とテスト式認知機能検査の結果に乖離がみられるとき

なぜ乖離が生じるのか？ 家族にどう説明するのか？

　家族からの病歴では認知症に進展している可能性が想定され，患者さんの診察でも記憶障害の存在は明らかであるが，テスト式認知機能検査の結果が正常範囲内に位置する事例をときに経験する．認知症を専門とされないかかりつけ医・非専門医の先生方にとって診断に戸惑うことがあるかもしれない．なぜこのような事態が生じるかというと，認知症の臨床では，日常生活上の不都合さと，知識を主に評価するテスト式認知機能検査の結果が，必ずしも並行しないからである．日常生活ではとんちんかんな行動や言動が多い患者さんがHDS-Rで25点前後の好成績を示すことをときに経験する．著者は，テスト式認知機能検査の結果よりも，患者さんの状況をよく知る家族や周囲の人々からの病歴を重視して判断を下す診療姿勢をとっている．

　家族には，2通りの可能性が考えられると説明する．①患者さんはすでに認知症に進展しているが，いまだ軽度の段階なのでテスト式認知機能検査では支障がみられない，②認知症に進展していないが家族が患者さんの行動や言動をやや深刻，あるいは大げさに考えすぎている，あるいは多少患者さんの生活能力に低下がみられるが年齢相応の範囲に位置する場合である．これらをわかりやすく説明し，患者さんや家族に現在の病態を正しく理解してもらうことが必要である．

方針を考える

　このような事例に出会ったとき，診断やその後の方針をどう決めたらよいか迷うことが多いと思われる．

　方針としては，①脳SPECT検査などを施行し，より正確な診断へと進む，②現行の状態で経過を診るあるいは抗認知症薬を早期から開始し外来で経過を診ていく方向の2つが考えられる．①では，脳SPECT検査によってアルツハイマー型認知症やレビー小体型認知症に特徴的な所見が判明した場合，より診断精度が高まり治療に結びつく．②の場合，病歴を重視し抗認知症薬などを開始する選択肢と薬物療法を適応せずに経過を外来で診ていく選択肢が考えられる．どちらを選択するかはケースバイケースであろう．

　次の図は，そのような事例に対して著者が外来で実践している流れを示したものである．

診断編 Ⅵ 困った事例への対処法

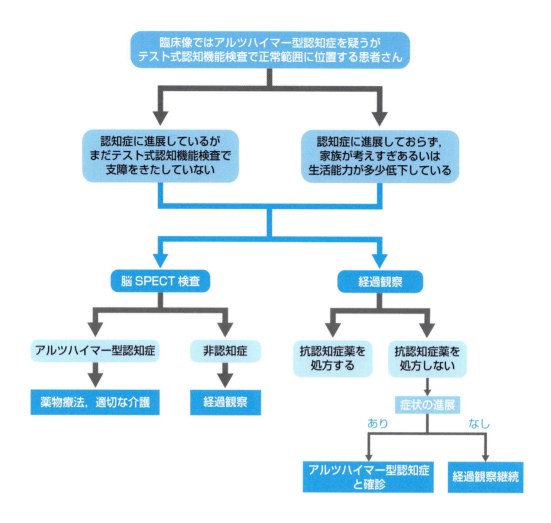

79歳，女性
経過観察となった事例（1）

連れてきた娘の話では，75歳頃から人名想起困難などの物忘れがみられ始めた．物忘れ外来受診の半年前から，麦茶と緑茶の区別がつかない，病院の受付で何を出したらよいかわからない，前日買った物を翌日再び買ってしまう，犬にエサを与えたのか否かわからないなどおかしな言動や行動が目立ってきた．家族に行動について確認することが多くなってきた．易怒性はない．HDS-Rは24点，MMSEは23点，ADAS-Jcog.は8点といずれも正常範囲内で好成績を示していた．連れてきた家族は，脳SPECT検査を希望せず，ドネペジル（アリセプト®）を服薬しながら外来で経過を診てほしいとの希望であった．家族の希望に沿ってドネペジルを処方しながら外来で経過観察としている．

3 病歴とテスト式認知機能検査の結果に乖離がみられるとき

事例提示

77歳，女性
経過観察となった事例（2）

連れてきた娘によると，1，2年前から物忘れがひどい，言ったことを忘れてしまう，思い違いが多い．朝言われたことを夕方になると忘れてしまう．生来心配性であったが成人している孫のことを悪いほうに心配し，小さい子供のように世話を焼きたがる．自分のことを冷たくあしらっていると言ってしばしば夫を怒る．周囲の家族が自分中心に動いてくれないと機嫌が悪い．家事や整容など家庭内では目立った支障はない．診察では内科的ならびに神経学的に明らかな異常はない．HDS-R は27点，MMSE は27点，ADAS-Jcog. は11点といずれも正常範囲内で好成績を示していた．MRI では脳内に局在病変を認めず脳萎縮も目立たない．脳 SPECT 検査では，アルツハイマー型認知症に特徴的とされる頭頂葉後部や楔前部，後部帯状回に血流低下を認めなかった．家族に脳 SPECT 検査の結果を説明し，現時点ではアルツハイマー型認知症を積極的に支持する所見に乏しいことから，しばらく経過を観察したらどうかと提案し外来でのフォローとした．

中核症状と周辺症状

1. 中核症状 ➡ (p.110)

2. 周辺症状 ➡ (p.111)

 注意

- 介護家族に中核症状と周辺症状の病態や対応をわかりやすく説明できるスキルを身につける！
- 薬物療法が奏効する周辺症状は少ない．精神病症状（妄想・幻覚）とうつ，睡眠障害，暴力行為，不安症状が薬物療法のターゲット
- むやみに薬物療法を開始しない！ 非薬物療法が第一選択！

臨床症状編　Ⅶ 中核症状と周辺症状

1 中核症状

　認知症患者さんが示す臨床像を中核症状と周辺症状とに分けて考えると，病態を理解しやすいし診療がスムーズに進むことが多い．中核症状は，神経細胞の壊死が直接の原因になって出現する症状である．

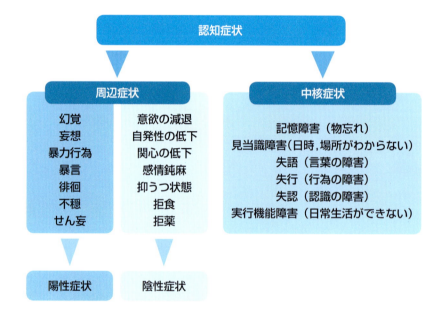

　アルツハイマー型認知症の中核症状の基本は記憶障害である．たとえば，家族が気づくアルツハイマー型認知症の初発症状はこの記憶障害である．しまい忘れや置き忘れ，同じことを何回も言う，約束したことを忘れるなどが代表的な訴えになる．ほかに見当識障害や失語，失行，失認，実行機能障害などが中核症状に含まれる．実行機能障害とは，目標を定めて実際に適切な行動を行う機能である．中核症状は，疾患に特徴的なものであり疾患の進行に従って明確な形で認められるようになる．血管性認知症では，この実行機能障害が基本となる中核症状である．アルツハイマー型認知症と異なって血管性認知症では初期には記憶障害が目立たない場合もある．

2 周辺症状

　周辺症状は，中核症状から付随して派生するものであり多彩な病態がみられる．周辺症状が活発にみられる患者さんもいれば，あまり目立たない患者さんもみられる．周辺症状は，すべての患者さんに必発するわけではない．患者さんの病前性格や環境要因，身体疾患，家族との関係など多くの背景因子に左右されて出現するものである．周辺症状は，以前は問題行動と称されていたが，この用語は不適切との意見から，現在では，周辺症状あるいは行動障害・精神症状，または国際老年精神医学会から提唱された behavioral and psychological symptoms of dementia[1]（認知症の行動と心理症状），略して BPSD などの用語が使用されている．

しばしばみられる周辺症状は？

　図Ⅶ-1 は，在宅で生活をしている認知症患者さんにみられる周辺症状の種類と出現頻度の

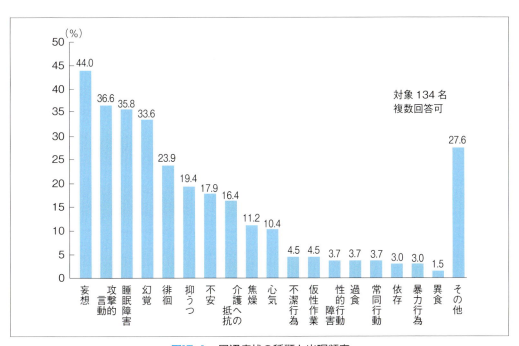

図Ⅶ-1　周辺症状の種類と出現頻度

〔ぼけ予防協会：認知症の『周辺症状』（BPSD）に対する医療と介護の実態調査と BPSD に対するチームアプローチ研修事業の指針策定調査報告書．2008．より〕

調査結果[2]を示したものである．妄想（おそらく物盗られ妄想が大部分）や攻撃的言動（暴言や威嚇），睡眠障害，幻覚，徘徊，抑うつ，不安，介護への抵抗などが在宅認知症患者さんにしばしばみられる周辺症状になっていることがわかる．**表Ⅶ-1**は，同調査のなかで各周辺症状のみられる頻度の高低をまとめたものである．たとえば，妄想は50名の患者さんにみられ，日に1回以上みられる患者さんが28名，週に数回が15名であり，両者を併せると9割近くの患者さんで毎日あるいは週に数回妄想の訴えがみられていることがわかる．月に1回ほどの妄想の訴えならば，介護家族は我慢できるかもしれない．しかし，執拗な妄想の訴えが毎日みられるならば，介護家族の精神的負担は想像に難くない．この視点からも周辺症状への適切な指導スキルを身につけておくことの重要性が，理解できるのではなかろうか．

認知症患者さん362名を対象にNPIを用いた検討[3]では，評価1か月以内の期間で75％の患者さんでなんらかの周辺症状がみられている．その内訳をみると，アパシー（無関心）35.5％，うつ32.3％，興奮／攻撃性30.3％，睡眠障害27.4％，易刺激性27.0％，不安21.5％の順であった．入所認知症患者3,395名の周辺症状を検討した報告[4]では，男性は攻撃的行動（ほかの患者さんやスタッフを叩く，暴言，威嚇，衣服の着脱に抵抗する，困らせる）と退行性行動（ベッド上で手に負えない行動をする，床やゴミ箱に放尿する），女性では抑うつ症状がより頻繁にみられている．**図Ⅶ-2**は，NPIを用いて検討した自験例の結果を示したものである．多くの報告と同様に男性では興奮，女性ではうつや不安，異常行動の頻度が高い．

周辺症状はなぜ出現するのか？

周辺症状は，以下に示す3つの要因が組み合わさって出現する場合が多い．

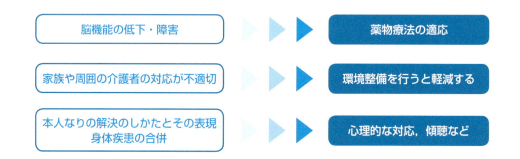

第1の要因は，脳の神経細胞が壊れることで生じる不可逆的な場合である．たとえば，前頭葉の器質的障害によって抑制ができない，易怒性が生じる患者さんがみられる．

2番目の要因は，患者さんを囲む家族や周囲の人々の対応が不適切な場合である．認知症について正しい理解ができず，患者さんを叱る，怒る，できないことを無理にさせようとすることが原因で患者さんが反応してしまい周辺症状が惹起される．たとえば，記憶障害のために前日の失敗を忘れている患者さんに対して，その失敗を執拗に注意すると，患者さんの世界では周囲から言いがかりをつけられていると感じて逆に攻撃性が出現するかもしれない．

2 周辺症状

表Ⅶ-1 周辺症状の出現頻度（複数回答可）

	日に1回以上 (高)	週に数回	月に数回	月に1回	なし (低)	未回答	計
妄想	28	15	4	1	0	2	50
攻撃的言動	32	8	2	1	0	4	47
幻覚	23	14	1	1	0	1	40
睡眠障害	16	21	2	0	0	1	40
徘徊	14	5	3	1	0	2	25
不安	12	6	1	0	0	0	19
介護への抵抗	9	5	0	0	0	3	17
抑うつ	8	4	1	0	0	0	13

〔ぼけ予防協会：認知症の『周辺症状』（BPSD）に対する医療と介護の実態調査とBPSDに対するチームアプローチ研修事業の指針策定調査報告書．2008．より〕

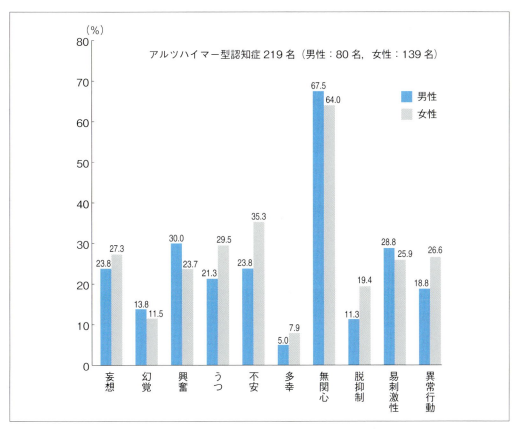

図Ⅶ-2 性別からみた周辺症状の出現頻度（自験データ）

3番目の要因は，患者さん自身の思いや気持ちが不適切に表出される，認知症以外に身体疾患が原因になって不適切な行動や言動が出現する場合である．たとえば，失語症のために自分の思いを適切に表現できないことから大声をあげて周囲の人々に訴えているのを，突然大声を出して騒いでいる困った患者さんとみなされる場合である．あるいは，便秘が続いた結果，パニック状態になり不穏や不眠がみられることもある．この3つの要因が種々に組み合わさることで周辺症状がみられるようになる．

周辺症状は認知症の重症度と関連しないことが多い

周辺症状は，認知症が進んだ結果みられるものと考えるのは誤りである．認知症が軽度の段階でも周辺症状は出現しうるし，高度に進展した患者さんでも目立つ周辺症状がみられないことを臨床医ならばしばしば経験することである．**図Ⅶ-3**は，行動障害・精神症状を評価するNPIを用いてアルツハイマー型認知症患者さん219名にみられる周辺症状の重症度別出現頻度

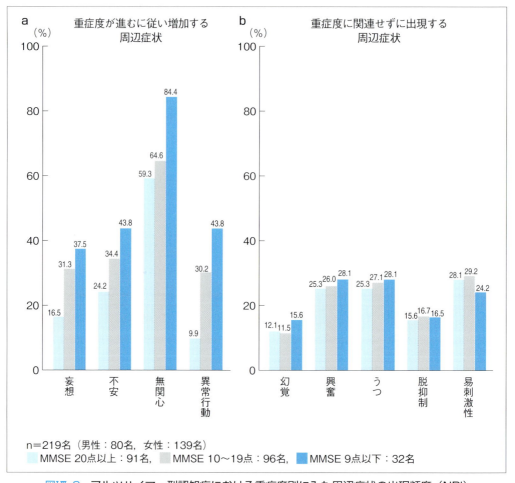

図Ⅶ-3　アルツハイマー型認知症における重症度別にみた周辺症状の出現頻度（NPI）

を示したものである．重症度の判断にはMMSEを使用しているが，周辺症状には，①重症度が進むに従い増加する周辺症状図Ⅶ-3aと，②重症度に関連せずに出現する周辺症状図Ⅶ-3bに分けられるようである．前者には妄想や不安，無関心，異常行動，後者には幻覚や興奮，うつ，脱抑制，易刺激性が含まれる．

周辺症状への対応の原則

以下は，周辺症状について家族から相談を受けたときの解決の流れを示したものである．

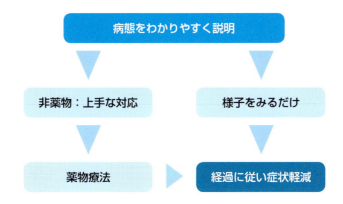

医師がまず行うべきことは，患者さんにみられる周辺症状の病態を介護家族にわかりやすく説明することである．たとえば，患者さんから物を盗ったと疑われる嫁の気持ちのなかには，「長年，一緒に暮らしてきた私がなんでこんなひどいことを言われないといけないの！」「どうしてこのような根も葉もない言いがかりを義母は言うんだろう？」「きちんと説明すれば誤解だとわかるはずだから説得してみよう」などと考えていることが多い．実は物盗られ妄想自体に困っているのではなく，なぜこのような状態がみられるのかわからず困惑していることが多い．病態を正しく理解できると介護家族によっては，「ではしかたないですね，少し様子をみていきます」と現在の病態を受け入れ対応してくれることもある．また，非薬物療法ならびに薬物療法に進む場合でも，介護家族が病態を正しく理解しておくことは必要なことである．

次の段階として，非薬物療法，言い換えると上手な介護，適切な対応について指導を行うことになる．非薬物療法が効を奏さないとき，はじめて薬物療法を併用するのが原則である．しかし，周辺症状によっては患者さんあるいは介護家族に身の危険が迫る，介護家族がギブアップ寸前のこともありうる．そのようなときには，最初から薬物療法を開始することも間違いではない．患者さんや介護家族の状態，生活環境などを考えてケースバイケースの対応が望ましい．薬物療法によって効果を期待できる周辺症状はそれほど多くはない．薬物療法が有効な周辺症状については次項で解説する．

介護家族が病態を理解し適切な非薬物療法，薬物療法を行っても周辺症状を解決あるいは軽減できない場合も実際には多い．たとえば，物盗られ妄想で患者さんが犯人と思い込んでいる

嫁に終日つきまとって責め立てる場合などでは有効な対策を立てにくい．どうしても周辺症状を解決できないとき，以下のように説明するしか方法はないようである．認知症にみられる周辺症状は数年すると消失あるいは軽減することがあるので，「患者さんにみられる状態を今すぐ改善することはなかなか難しいようです．しかし，認知症では困った症状が一生続くことは少ないのです．数年するとご家族を悩ませる困った症状が軽くなることも多いのです．少し気長に介護を続けていくことはできませんか」と話すとよい．

薬物療法はどの周辺症状に有効か？

薬物療法を期待できる周辺症状は，以下に示す5種類にすぎない．

- 精神病症状（妄想・幻覚）
- 睡眠障害
- 不安症状，焦燥感
- 抑うつ状態・うつ病
- 易怒性・暴力行為・威嚇行為

言い換えると，介護家族から相談される多くの周辺症状に対して有効な薬剤はないのが実情である．たとえば，徘徊や無断外出，帰宅願望，介護に抵抗するなどの周辺症状に有効な薬物療法はない．以下は，使用する向精神薬（抗精神病薬，抗うつ薬，抗てんかん薬，抗不安薬）と標的になりうる周辺症状を示したものである．

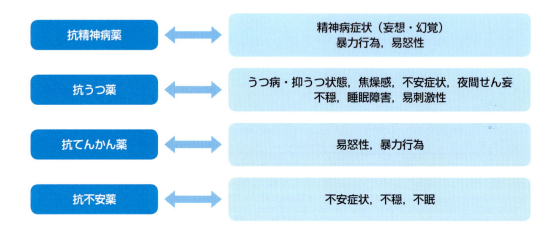

抗精神病薬は，妄想や幻覚などの精神病症状や暴力行為，易怒性に効果を期待できる．抗うつ薬は，うつ病・抑うつ状態や焦燥感，不安症状などに対して使用する．とくに鎮静作用の強い抗うつ薬は，夜間せん妄や夜間の不穏状態の改善を目的に使用するとよい．抗てんかん薬は，抗精神病薬を使用するほどではない易怒性や暴力行為に使用するとよい．抗精神病薬を使用したくない，あるいは使用に慣れていない先生方には抗てんかん薬のほうが使いやすいかもしれ

ない．抗不安薬は，不安症状や不穏，落ち着かない状態，軽度の認知症患者さんにみられる不眠などに有効である．しかし，抗不安薬は，認知症が中等度〜高度に進展している患者さんの不眠には効果を期待しにくいのではなかろうか．そのような事例には鎮静効果の強い作用機序の異なる薬剤を選択したほうがよいかもしれない．

1) Finkel SI, et al.：Behavioral and psychological signs and symptoms of dementia：a consensus statement on current knowledge and implications for research and treatment. Int Psychogeriatr, 8（Suppl 3）：497-500, 1996.
2) ぼけ予防協会：認知症の『周辺症状』（BPSD）に対する医療と介護の実態調査と BPSD に対するチームアプローチ研修事業の指針策定調査報告書．2008.
3) Lyketsos CG, et al.：Prevalence of neuropsychiatric symptoms in dementia and mild cognitive impairment：results from the cardiovascular health study. JAMA, 288（12）：1475-1483, 2002.
4) Lövheim H, et al.：Sex differences in the prevalence of behavioral and psychological symptoms of dementia. Int Psychogeriatr, 21（3）：469-475, 2009.

VIII 周辺症状各論

1. 物盗られ妄想 →(p.120)
2. 幻視 →(p.123)
3. 暴力行為 →(p.126)
4. 睡眠障害(不眠, 夜間の行動障害) →(p.128)
5. 性的逸脱行為 →(p.131)
6. 徘徊 →(p.133)
7. 夜間せん妄 →(p.135)
8. 不安症状 →(p.137)
9. アパシー(無関心・無為・無感動) →(p.139)

注意

▶ しばしば相談を受ける周辺症状への非薬物療法, 薬物療法のコツをマスターする!
▶ 解決できない周辺症状を相談されたとき, 認知症専門医療機関に紹介するのも選択肢の1つ

※「薬の分量が記載されている場合は, 1日量である」

1 物盗られ妄想

「なぜ物盗られ妄想がみられるか？」と尋ねられたとき

　アルツハイマー型認知症で最も頻繁にみられる周辺症状の1つであり，家族から対応について相談を受ける機会の多いものである．物盗られ妄想の根本的な要因は記憶障害である．自分で金銭や大切な物などを，ある場所に置いたことあるいはしまったことを忘れてしまうことから物盗られ妄想は始まる．この記憶障害に判断力の低下や思考障害（自分でしまったことを忘れて他人の責任にする，他人を疑う），病前の家族関係（もともと嫁と不仲なことから嫁を犯人と確信する）などが組み合わさって物盗られ妄想が出現する．

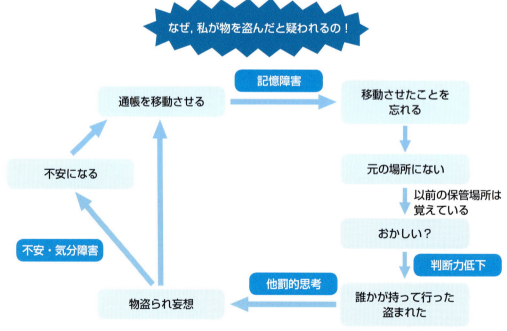

（川畑信也：事例から学ぶアルツハイマー病診療．p.142，中外医学社，2006．より一部改変）

ある日突然，物盗られ妄想が出現することは少ない．その前段階として，患者さんの物忘れに対して家族が不快感やいらだちを感じて患者さんを叱責する，なじるなどの対応がみられている場合が多い．その結果，患者さんのなかでプライドが傷つき，ストレスが増大し，不可解な行動や言動が惹起される．それに対して家族が再び不適切な対応をするといった悪循環から，物盗られ妄想が形成されていくことになる．家族にこのように説明すると病態を理解しやすいと思われる．

物盗られ妄想の実態

著者が診断したアルツハイマー型認知症患者さん203名のなかで物盗られ妄想は31％に認められている．さらに物盗られ妄想がみられたアルツハイマー型認知症39名についての検討では，盗られたと訴えるものは，お金や通帳，財布など金銭に関係するものが多い．しかし，金銭以外にも衣服や下着，食器などを盗まれたと訴える患者さんもみられる．犯人とされる人物は，嫁や娘，婿，配偶者など身近な家族が半数以上を占めている（図Ⅷ-1）．

対応の指導

物盗られ妄想を示す患者さんへの家族の対応について以下のように指導する．
①最も重要な点は，患者さんの訴えを頭から否定しないことである．患者さんの世界では，物を盗まれた，誰かが自分の持ち物を持っていった，犯人がいるはずなのである（家族の

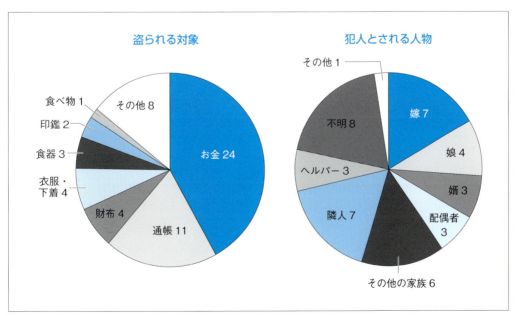

図Ⅷ-1　アルツハイマー型認知症にみられる物盗られ妄想の臨床像
（川畑信也：かかりつけ医の患者ケアガイド 認知症編．p.108, 真興交易医書出版部, 2009. より）

世界では，患者さんの訴えは間違っているのであるが），患者さんの訴え（理不尽な訴えであるが）を傾聴する姿勢が必要であると家族を指導する．

②患者さんの関心を別の方向に向ける対応を試みるよう指導する．アルツハイマー型認知症では，1つのことにこだわると注意をほかに転換できない傾向を示すことが多い．患者さんは，物を盗まれたという一点に関心が集中している．そこで，患者さんの関心を別の方向に向けるように試みる．たとえば，「まず，夕飯の準備をしないといけないので，一緒にスーパーに買い物に行きましょう」「雨が降りそうだから一緒に洗濯物を取り込みましょう」などと言って患者さんの関心を他の方向に向ける．この対応によって患者さんが物盗られ妄想にこだわらなくなる場合がある．

③さらに，患者さんができることを行ってもらう，役割を担ってもらうのもよい対応である．たとえば，「お茶碗を洗ってから食器棚に戻して下さいね」「夕飯の準備をするので一緒に手伝って下さい」などと言って，患者さんにある事柄を行ってもらうのである．ある行動をすることによって患者さんがこだわっている物盗られ妄想を忘れてしまう可能性がある．

 有効な薬物療法は？

　非薬物療法で解決できないとき，薬物療法を併用することになるが，物盗られ妄想を完璧に消失させる薬剤はないことを，家族に十分説明してから薬を開始すべきである．使用する薬剤は，主として非定型抗精神病薬であり，具体的にはリスペリドン（リスパダール®）やクエチアピンフマル酸塩（セロクエル®）などを選択する．具体的な使用法は「**抗精神病薬使用の実際（p.170）**」を参照されたい．患者さんによっては，これら抗精神病薬の少量投与で物盗られ妄想が軽減し，家族の負担が少なくなることもあるのでトライをする価値はあると思われる．

　ここで注意すべきことは，薬剤で物盗られ妄想を完全に抑え込もうと考えないことである．家族にとって，これくらいならばなんとか我慢できる程度に留めておくことが大切である．完璧にコントロールしようとすると，投薬量が増えてしまい副作用が発現しやすい．

2 幻 視

幻視だけでは家族は困らないことが多い

　著者の検討では，アルツハイマー型認知症の15.3％に幻視がみられている（**図Ⅷ-2**）．レビー小体型認知症では，幻視が中核症状の1つに挙げられる．しかし，幻視だけならば介護をする家族にとってあまり支障はないようである．幻視という病態を，わかりやすく家族に説明するだけでよいかもしれない．しかし，幻視に対して患者さんが非常に恐れる，不安を訴える，あるいはいない対象に向かって大声をあげる，暴力行為がみられるなどの事態が発生すると，家族からその対応策を相談されることになる．

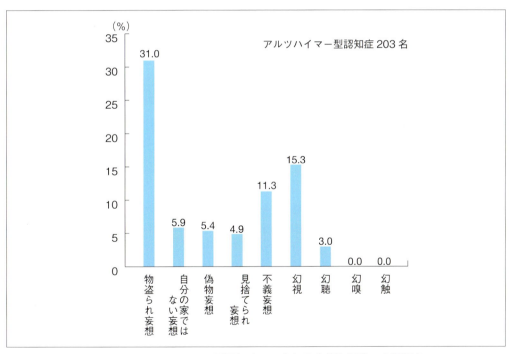

図Ⅷ-2　アルツハイマー型認知症にみられる妄想と幻覚の出現頻度
（川畑信也：事例から学ぶアルツハイマー病診療．p.43，中外医学社，2006．より改変）

臨床症状編　Ⅷ 周辺症状各論

幻視に対する上手な対応を指導する

幻視に対する対応のしかたを以下に示した．

| 幻視はどのような状態であるのかを介護家族にわかりやすく説明する | → | 患者さんの世界では，人物や物が実際に見えているのである！ |

患者さんの訴える幻視を頭から否定する，いい加減にしろと言い無視する，叱るなどの対応は不適切であると指導する

| 幻視に対して不安を感じている患者さんが安心できるような働きかけを行う | → | 「あの人は悪さをしないから大丈夫ですよ，もうじきいなくなりますから」 |

| 生活環境や生活リズムを変更すると幻視が軽減する | → | ベッドを布団に変更する，家具や調度品の位置を変える
1人にせず，声かけなどを行い，患者さんの気持ちを外向きにする |

　最も強調すべき点は，患者さんの世界では見知らぬ人や動物，怖い物が見えているのである．それが患者さんの真実なのである．一方，周囲の家族の目には見えないのである．患者さんの意識あるいは世界と，家族のそれらには離齬がみられることを家族や周囲の人々に説明し理解してもらうことが大切である．さらに，患者さんの訴えを頭から否定する，なじるなどの対応も避けるべきであると指導する．周囲の人々には，患者さんの訴えを傾聴する姿勢が求められることを強調するようにしたい．幻視に対して不安を感じている患者さんに対して，安心感をもてるような声かけを行うよう指導する．

　たとえば，室内に見知らぬ人が見えると訴えるとき，「あの人は，悪さをしませんから大丈夫ですよ．もうじきいなくなるから心配しなくてよいのですよ．いなくなるまでしばらくこちらに来てお茶でも飲んでいましょう」などと言って，患者さんが安心できる雰囲気を作るよう家族を指導する．また，レビー小体型認知症でみられる幻視は，視線を移動させるとすっと消えてしまうことが多いことも伝えるとよい．

> **事例提示**
>
> **69歳，女性**
> **アルツハイマー型認知症で家族が幻視を受け入れられない事例**
>
> 物忘れ外来受診の半年前から幻視の訴えが頻繁になってきた．ベッドの下に見知らぬ外国人がいる，ゴルフバッグの中から人間の足が出てくる，電灯に蛇が巻き付いているので怖いなどと訴える．しまい忘れや置き忘れもしばしばみられ，同じことを何回も聞いてくる．同居している長女は患者さんの訴える幻視に困惑し，そんなものが見

124

えるはずはないと感情的な対応をする場合が多い．現在，長女は患者さんの症状が原因でパニック障害を生じ心療内科に通院中である．

患者さんの示す症状はアルツハイマー型認知症という病気から生じていると家族に説明しても，なかなかそれを受け入れられない事例である．介護をする家族によってはパニック状態やうつ状態に進展したり，患者さんに対して攻撃的，高圧的な態度に出る場合もある．家族との面談を通じて患者さんの病態を理解してもらう努力を続けていきたいものである．

有効な薬物療法は少ない

アルツハイマー型認知症患者さんにみられる幻視を，改善するあるいは軽減する有効な薬剤は少ない．基本的には，妄想や幻覚の治療に用いられる抗精神病薬を使用することになる．しかし，著者の経験では，認知症診療で使用される抗精神病薬の少量投与では，幻視を軽減させる効果を期待できない事例が多いようである．レビー小体型認知症では，抗認知症薬であるドネペジル塩酸塩（以下ドネペジルと略，アリセプト®）の投与によって，幻視が軽減あるいは消失する事例がみられる．レビー小体型認知症ではドネペジルを慎重に投与するようにしたい．レビー小体型認知症の薬物療法に関しては，「**レビー小体型認知症の薬物療法（p.186）**」を参照されたい．

84歳，女性
レビー小体型認知症で幻視にドネペジルが著効した事例

パーキンソン病で他院に通院中（薬はもらっていない）．初診の2か月前から，室内に蛇がいる，布団に子供が寝ている，などの幻視の訴えが頻繁になってきた．天気がよいのに雨が降っていると言う．睡眠時，ケンカをしている夢をみているようで，大声を出して手足をバタバタ動かすことがある（レム睡眠行動障害）．症状に動揺性がみられ，午前中は比較的調子がよいが，夕方になると幻視の訴えが多くなる．神経学的には，四肢に軽度筋強剛がみられ，歩行は小股でよちよち歩きであった．

レビー小体型認知症と診断し，ドネペジル（アリセプト®）3mg細粒を開始し，2週間後に5mgに増量した（家族には，不都合なことが生じたらすぐ連絡するよう指示をした）．1か月後，患者さんの訴えでは，犬や蛇は見えなくなった，頭がすっきりしてきたとのことであった．家族の話でも幻覚や妄想の訴えは減ってきた．夜間もおとなしい．レビー小体型認知症の幻視や妄想に保険適用外であるがドネペジルが著効する場合もあることを示した事例である．

3 暴力行為

 ## 暴力行為は在宅生活の阻害要因

　暴力行為が頻繁にみられると，在宅生活を継続することが困難になる場合が多い．認知症に罹患した夫が妻に暴力行為に及ぶ事例が多いようであるが，ときに逆の場合もある．著者の経験した事例では，アルツハイマー型認知症の妻が夫に噛みつく，蹴飛ばす，殴りかかる行動障害がみられていた．配偶者に身体的な危険性が迫る，あるいは逆に患者さん自身に危険がみられる場合には早急な対策が求められる．

 ## 抗精神病薬あるいは抗てんかん薬を使用する

　暴力行為に効果が期待できる薬剤は，抗精神病薬か抗てんかん薬である．どちらを第一選択にするかは，患者さんの年齢や暴力行為の程度など次第である．速効性を期待するならば，抗精神病薬（しかも中等量～多量）であろうか．かかりつけ医の先生方の使い慣れを考えると，抗てんかん薬のほうが使いやすいかもしれない．軽度の暴力行為には抗てんかん薬で有効なことが多いが，暴力行為が顕著な場合には抗精神病薬を使用しないとコントロールが難しい．

> **事例提示**
>
> **76歳，男性**
> **アルツハイマー型認知症で妻に暴力を振るう事例**
>
> 4年前から物忘れが目立ち始めた．最近，何もない空間を殴る，トイレのドアを叩くなどの行動障害が出現している．さらに妻に対して，「お前がお金や通帳を盗ったんだろう」と言って激しく妻を殴打する事件があった．妻は頭部・顔面打撲で入院になった．この時点で，ある精神科病院を受診し，リスペリドン（リスパダール®）を1日8mg分2の処方がなされた．投薬開始後，3日目から前述の行動障害は完全に消失している．

　認知症に伴う周辺症状に対して，抗精神病薬を使用する際には，少量から開始し漸増していく方法が一般的であるが，患者さんによってはこのように高用量から開始して，早急に周辺症状をコントロールした後，漸減していく方法が有効な場合もあるので参考にして頂きたい．

> **75歳，男性**
> **アルツハイマー型認知症で易怒性と暴力行為のみられる事例**
>
> 70歳頃から物忘れがみられ始めた．現在，1日中独語がみられ，急に怒り出す．隣家の土地は自分の所有物だと言い張り，妻と口論になると妻に殴りかかることがある．家族が解決してほしいことは，易怒性と暴力行為であり，妻に身体的危険性もあることから，カルバマゼピン（テグレトール®）で治療を開始した．1回100 mgを夕食後服薬から開始したところ，1週間後には夜間良眠となり易怒性も減少した（独語は不変）．その後，150 mgに増量した結果，周辺症状は安定化してきた．3か月後，夕方になると怒りっぽい，妻への言いがかりが再燃したために，1日量300 mgを朝夕に分けて服薬とした．その後は易怒性が減少し安定した生活が送れている．

事例提示

カルバマゼピンの少量での開始，さらに病像に合わせた漸増によって易怒性や暴力行為が軽減したことで，在宅生活の継続が可能になった事例である．患者さんの状況を十分観察しながら，注意深く薬物療法を施行することの重要性が示唆される．

介護施設から暴力行為がみられ困っていると相談を受けたときの指導の実際

患者さんが利用している介護施設から施設内で暴力行為がみられ困っている，対策を教えてほしいとの依頼があった場合の対策を以下に示す．

```
          1日のなかで患者さんの気分の変動を把握する
                          ↓
          どういうときに暴力行為が出るのか？ 機嫌のよいときは？
              ↓                              ↓
暴力のみられるとき：おむつ交換時，失禁，    機嫌のよいとき：他患との会話，テレビ
自分の要求が通らない，原因不明など          鑑賞，好きなことをしているときなど
              ↓                              ↓
患者さんの思いとケア側の介入に齟齬が        患者さんの気分のよい時間帯を増やす
ないか再検討する                            工夫をする
```

暴力行為を示す場合，多くの事例ではなんらかの原因がみられる．暴力行為の原因あるいはその契機になる状況を把握し，まずそれらを改善することを優先するよう指導する．

4 睡眠障害（不眠，夜間の行動障害）

　認知症診療では，夜間の睡眠障害への対策を家族や介護施設から求められることが多い．自宅で夜寝ない，深夜にごそごそする，夜間にトイレに行くときに家族を起こすので家族が寝られない，夕食後すぐに寝てしまい深夜の2，3時に起き出すので困っている，起こさないと昼まで寝ている，昼夜逆転で困っているなどの相談事が多い．睡眠障害に対する診療スキルを身につけておくことが認知症診療では重要である．

 睡眠衛生指導は実臨床で有効か？

　『睡眠障害の診断・治療ガイドライン（第2版）[1]』を参照すると，睡眠障害に対しては，①刺激物を避け，寝る前に自分なりのリラックス法，②眠たくなったら床につく，就床時刻にこだわりすぎない，③同じ時刻に毎日起床，④規則正しい3度の食事，規則的な運動習慣，⑤昼寝をするなら15時前の20～30分，などの生活指導などが挙げられている．確かに原則は，このガイドラインに記載された睡眠衛生指導を施行すべきであるが，果たして認知症患者さんにどれだけ適応できるのかは疑問ではないかと思われる．

　認知症患者さんでは，①本人だけではリラックス法を考えられないことが多く，仮に家族がその指示をしてもそれを実行してくれないことが少なくない，②夕食後すぐ寝てしまう患者さんが少なくない，その結果として深夜に覚醒，夜間の行動障害などを発現する，昼夜逆転になりやすい，③朝起こしても起きない，起こさないと昼まで寝ている，④運動をしてくれない，自宅でぼーっとしていることが多い，⑤時間に関係なく寝てしまう，昼寝ではなく昼間睡眠などの臨床像がしばしば観察されることから，睡眠衛生指導が効果を結ばないことが多いのではなかろうか．

 家族や介護施設は実効性のある対策を求めている

　認知症介護のなかで睡眠障害は，家族や介護スタッフの精神的，身体的負担を増大させる周辺症状といえる．家族や介護スタッフが疲弊する前に実効性を期待できる対策を講じるべきである．

　夜寝かせようと考えることで睡眠薬の安易な使用になるのであるが，非薬物療法の視点から寝かせようとするよりも日中の活動性を高める工夫をしたほうが夜間の睡眠に結びつくかもしれない．週日のデイサービスやデイケアを頻繁に利用する，自宅内で患者さんに仕事を分担し

てもらうことで日中の覚醒を確保すると，身体的疲労から夜間の睡眠確保が可能になることもある．認知症でみられる睡眠障害は睡眠覚醒リズムの乱れといえる．このリズムに変調をきたし始めたときに早めにその是正を図ることも重要であろう．

しかしながら，実臨床では，患者さんがすでに睡眠障害をきたした後に受診してくることも少なくない．睡眠障害の予防よりもすでに出現してきた睡眠障害への対策を求められるのである．言い換えると対策が後手に回ってしまうことから，どうしても薬物療法を援用せざるを得ないことになる．

薬物療法をどう考え，薬剤を選択していくか

睡眠障害に対して薬剤を選択するとき，その患者さんの認知症の重症度ならびに身体的合併症，睡眠障害の病態の差異などを評価したうえで，どの薬剤を選択するかを考えるようにしたい．現在，使用できる薬剤は，睡眠薬としてはベンゾジアゼピン系睡眠薬あるいは非ベンゾジアゼピン系睡眠薬，メラトニン受容体作動薬，オレキシン受容体拮抗薬などであり，これら以外では鎮静効果の強い抗うつ薬あるいは抗精神病薬，さらに抗認知症薬のなかで鎮静や催眠効果も期待できるメマンチン（メマリー®）などが選択肢となる．著者が実際に使用している手順を以下に示す．

①メマンチン未使用の患者さん（初診，再来に関係なく）ではまずメマンチンの夕食後あるいは就寝前処方を試みるとよい．メマンチンの服薬で認知症の進行抑制効果とともに鎮静や催眠効果を期待できる患者さんがみられる．メマンチンの服薬によって睡眠の確保が得られるならばその用量で維持していく（たとえば，10 mg で睡眠が確保できるならばその用量を維持量とする）．

②軽度からやや中等度の病期の認知症で睡眠障害以外には困る周辺症状がみられない場合には，ベンゾジアゼピン系睡眠薬あるいは非ベンゾジアゼピン系睡眠薬をまず選択する．入眠障害（寝つきが悪い）には，非ベンゾジアゼピン系睡眠薬のマイスリー®，ルネスタ®，ベンゾジアゼピン系睡眠薬ではレンドルミン®をしばしば処方している．中途覚醒には，サイレース®，ロヒプノール®を処方する．

③ベンゾジアゼピン系睡眠薬あるいは非ベンゾジアゼピン系睡眠薬の服薬歴がない認知症患者さんには，覚醒状態の遮断の視点からオレキシン受容体拮抗薬であるスボレキサント（ベルソムラ®）の効果を期待できるかもしれない．高齢認知症患者さんでは 10 mg あるいは 15 mg の服薬に留めておいたほうがよい．

④睡眠薬だけでは睡眠の確保が難しいあるいは夜間の行動障害が目立つことからもう少し抑制効果を期待したいときには，睡眠薬と少量の抗精神病薬の併用を考慮する場合もある．図Ⅷ-3 と図Ⅷ-4 に両剤の使用例の一端を示す．

臨床症状編　Ⅷ 周辺症状各論

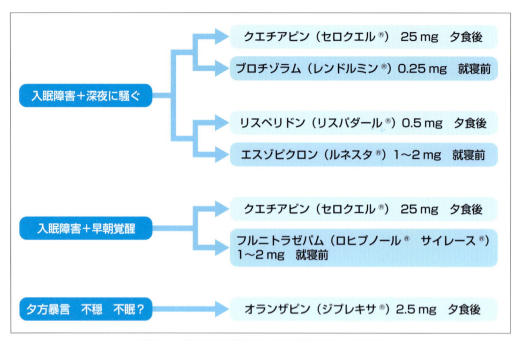

図Ⅷ-3　夜間に行動障害を伴う睡眠障害の処方例

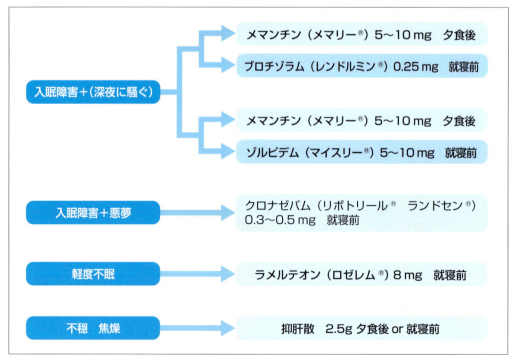

図Ⅷ-4　（高齢で）抗精神病薬を使用したくない睡眠障害の処方例

5 性的逸脱行為

 介護家族が困惑することが多い

　性的逸脱行為は，家族がなかなか他人に話したがらないことから，正確な出現頻度は不明である．以下は，著者が家族あるいは介護スタッフから相談を受けた性的逸脱行為の事例を示したものである．著者の経験では，性的逸脱行為を示すのは男性患者さんに多いようである．

- 嫁や女性の孫が入浴しているのを覗く
- 同居する女性家族の下着を触る，隠す，身につける
- 配偶者の布団に入り性器を触る
- 介護する嫁の体を触る
- 裸になって性器を見せる
- 女性の訪問ヘルパーに性的関係を迫る
- 介護スタッフに意味なく贈り物を渡そうとする，拒否すると刃物を突きつける
- 仕事の合間に風俗関係の女性をホテルに呼ぶ

84歳，男性
アルツハイマー型認知症で性的逸脱行為のみられる事例

妻からの相談である．受診の半年前から物忘れが目立ち始め，緩徐に進行している．現在，季節に合った衣服の選択ができない，衣服を前後反対に着てしまうが，本人は全く気づかない．促さないと入浴しないなどの症状がみられる．易怒性は目立たない．夜間もおとなしく良眠している．妻が最も困っていることは，患者さんが場所をわきまえずに「触ってくれ」「やらせてくれ」と妻に強要することである．下半身を隣人に見せようとする行動障害もときにみられる．妻は，性的逸脱行為を嫌がり，そのような言動があると自宅外に出るなどの対応をしている．利用しているデイサービス施設では，そのような言動や行動はないとのことであった．本事例では，妻の心理的負担が大きく介護施設への入所を希望したので診断書を作成した．

有効な対策は少ない

　性的逸脱行為に対する有効な対策は少ない．たとえば，突然配偶者以外の女性家族に抱きついたり，下半身を見せる行為を未然に防ぐことは難しいかもしれない．以下は，考えられる対策を示したものである．

> - 深刻でないあるいは卑猥な言葉を述べるだけならば，冷静な対応を行うよう家族に伝える．「また，そんなおいたはいけませんよ」などと言ってその場から離れるようにする
> - 実際の行動にまで及ぶ際には，対応はなかなか難しい．患者さんと性的対象になっている家族を物理的に離す（別居する，施設に入所させるなど）のが有効な方法かもしれないが，実現性に乏しいことが多い
> - 患者さんが意見を聞き入れる可能性のある家族が，患者さんにやんわりと注意するよう指導する．注意によってしばらくはそのような行為がみられなくなる可能性がある．また，女性家族も性的逸脱行為を受けたときには，毅然とした態度で拒否することが大切である
> - 患者さんが風呂場を覗く行為に対しては，患者さんが寝入った後に女性家族が入浴する，あるいは女性家族が入浴しているときに，他の家族が患者さんと談話をする時間をもち，覗けないように工夫するとよい
> - 性的興味を抱かせる物を患者さんの目に触れないようにする．たとえば，女性家族の下着を干す場所を考慮する，性に関して興味本位に書かれた雑誌などを机の上などに置いておかないなどの配慮が必要
> - デイサービスやショートステイなど多くの利用者のいる施設で，性的逸脱行為がみられると相談を受けることがある．施設側が患者さんの示す行動障害を受け入れてくれるならばよいが，そうでない場合には，一時的に利用を中断せざるを得ないことも多い

　大切なことは，周囲の人々の冷静な対応であろう．デイサービスなどを利用している施設でこのような行動障害がみられると，施設側から苦情が出ることが多い．患者さんの状態にもよるが，デイサービスなどの利用を一時中断したほうがよいかもしれない．

6 徘 徊

徘徊の相談を受けることは多い

　認知症患者さんにみられる徘徊の頻度に関する正確なデータはないようである．著者の経験では，厳密な意味での徘徊（自宅外をうろうろ歩き回る）は，アルツハイマー型認知症でもそれほど頻繁にみられるものではないとの印象をもっている．しかし，外出したいために玄関先に立つ，あるいは行ったり来たりする目的のない行動も広い意味での徘徊に含めるとかなりの頻度になると推測される．図Ⅷ-5は，物忘れ外来初診のアルツハイマー型認知症患者さん219名で施行されたNPIのなかで異常行動の内訳を示したものである．目的なく自宅周辺を歩く患者さんは異常行動を示した51名中11名21.6％に認められている．NPIを施行した219名からみると5％に相当する．

　施設入所中の認知症患者さん3,395名を対象としたLövheimらによる周辺症状の性別検討[2]では，外出したいために玄関先に立つ行動障害が男性17.2％，女性14.7％，行ったり来たりする目的のない行動が男性28.7％，女性29.5％にみられている．家族は，患者さんに（狭義の）徘徊がみられることをとても恐れているので，診療の際に「いつから徘徊がみられますか？」「徘徊がみられると困るのですが……」などと尋ねてくることが少なくない．

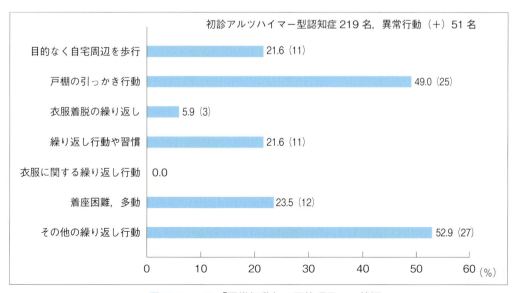

図Ⅷ-5　NPI「異常行動」の下位項目での状況

有効な対策は少ない

以下は，考えられる対策を示したものであるが，患者さんが示す徘徊に対する有効な対応策は少ないのではないかと思われる．

- 患者さん1人で外出させない，家族が一緒に出かける
- 患者さんが一緒に行くのを嫌がる場合，家族が少し離れて歩き，患者さんの様子をみながら帰宅を促す（そろそろ家に帰りましょうか，などと優しく伝えることが大切）
- 日中患者さんを1人にさせない工夫をする，たとえば，デイサービスを利用する
- ネームプレートを衣服や持ち物につける（患者さんにわからないようにつけることが大切）
- 玄関などの開閉に際して，ブザーや警告音が鳴る装置を設置する
- GPSを利用した携帯・パソコンによる探索システムを利用する．位置情報の提供や，現場での身柄確保などが可能になる
- 最終的には家中を施錠して，出て行けないようにする場合も少なくない（その是非は別として）

徘徊がみられる患者さんは，同居する家族のわずかな隙をついて出て行くことが少なくない．著者の経験した事例では，徘徊が頻繁で夫がかなり厳重に見守りをしていたが，朝，夫が歯みがきをしているわずか数分の間に出かけてしまい，2日間行方不明になった患者さんがみられた．

家族によっては最終手段として，家族が留守の間は，自宅の出入り口すべてを厳重に封鎖し，患者さんを自宅内に閉じ込めてしまう対応をしている場合もある．この是非を問うことはなかなか難しい．認知症患者さんを介護する家族の辛さを考えると，一概に非難をすることはできないかもしれない．

 ## 不測の事態発生の可能性を伝えておくことが必要

考えられる対策を説明した後，徘徊による不測の事態が生じる可能性を必ず家族に伝えることを忘れないようにしたい．徘徊による最も悲惨な事態は，交通事故などに遭遇し死亡することである．著者が診療していた患者さんのなかで，現在までに把握している限り2名が徘徊が原因で交通事故死している．

さらに，徘徊と考えられる経過中に河川に転落し溺死した患者さんもみられる．在宅で介護をする以上，家族や周囲の人々が，24時間すべて見守りをすることは不可能である．家族のわずかな隙をついて徘徊，さらに不測の事態に進展する可能性のあることも，家族に説明することを忘れないようにしたい．

7 夜間せん妄

家族から「体力が落ちているのに，夜になると徘徊や暴力行為がみられる，どうしてなのか？」「日中はぼんやりしているのに，夜になると人間が変わるほど元気になって困る，昼と夜で別人なのはなぜ？」と相談を受けることがある．事例を紹介する．

> **84歳，女性**
> **高度アルツハイマー型認知症で夜間せん妄のみられる事例**
>
> 連れてきた息子の嫁によると，夜中に自宅内を徘徊し杖を振り回す，歩きながら周囲の家具を蹴飛ばすので足を痛めたりする．同居している孫がなだめようとすると噛みつく行動がみられる．日中からは想像できないくらいの早さで1階から2階に駆け上がる．昼間はウトウトして寝ていることが多いが，杖を使用しながらゆっくり歩行することは可能である．診察室の椅子に座っていると傾眠であるが呼名すると開眼する．座位から後方に倒れそうになることが多い．息子の嫁の疑問は，日中は不活発なのに，夜間になるとどうしてぎらぎらした状態になるのかわからないことである．

（事例提示）

 ## せん妄を家族にわかりやすく説明する

昼夜逆転，夜間せん妄をキーワードに家族に説明を行う．「せん妄は，意識が軽度に混濁した状態です．周囲の状況を正確に把握できない状態と考えて頂くとよいかと思います．意識のくもりに伴って幻覚や妄想，興奮，失禁などの症状がしばしばみられます．しかし，意識障害の程度が軽いので，一見すると目が覚めた状態のように感じてしまうのです．せん妄は，昼夜逆転などが契機になって，夜間に顕著にみられることが多いのです」

 ## 有効な薬物療法は？

夜間騒ぐ，寝ないなどの困った症状が続くと，介護をする家族がギブアップをしてしまうことが多い．非薬物療法ではなかなかコントロールが難しい場合，薬物療法で早めに症状の好転を図るほうがよいかもしれない．有効と考えられる薬剤は，ベンゾジアゼピン系睡眠薬（抗不安薬），あるいは鎮静効果の強い抗うつ薬，抗精神病薬であろう．

臨床症状編 Ⅷ 周辺症状各論

ベンゾジアゼピン系睡眠薬	▶ ▶ ▶	軽度から中等度のアルツハイマー型認知症には効果あり？ 抗コリン作用ゆえに逆にせん妄を誘発
ミアンセリン（テトラミド®）	▶ ▶ ▶	鎮静作用のある抗うつ薬 夕食後に1回10mgから開始，10mgずつ増量する
クエチアピンフマル酸塩 （セロクエル®）	▶ ▶ ▶	非定型抗精神病薬 夕食後12.5〜25mgから開始，同量ずつ漸増 寝る前にゾピクロン（アモバン®）1錠追加も可

　ベンゾジアゼピン系睡眠薬は，かかりつけ医の先生方にとって最も使用しやすい慣れた薬剤であろうが，単独投与では夜間せん妄に効果を期待しにくい．また，抗コリン作用をもつことから，逆にせん妄を惹起したり悪化させたりする可能性も考えられる．軽度〜中等度の認知症患者さんで，せん妄を伴わない不眠や夜の落ち着きにくさに対して使用するとよい．

　鎮静効果の強い抗うつ薬としてミアンセリンが選択肢の1つである．夕食後10mg錠から開始し，症状の推移をみながら10mgずつ漸増していく．症状の重さによっては20mgから開始してもよい．効果発現まで数時間かかるので就寝前の服薬は避け，夕食後の服薬にするとよい．著者は，ミアンセリンだけで入眠しにくい場合，寝かせたい時間の30分前にベンゾジアゼピン系睡眠薬を併用するようにしている．注意すべき点として，ミアンセリン服薬によって逆に易怒性や興奮が増悪する場合がまれにみられる．躁転と呼ばれる状態であり，直ちにミアンセリンを中止する．

　強力な鎮静効果を期待するときには，リスペリドン（リスパダール®）やクエチアピンフマル酸塩（セロクエル®）などの抗精神病薬の使用を考える．

事例提示

79歳，女性
退院して環境の変化から夜間せん妄に進展した事例

大腿骨頸部骨折にて手術し，1週間前に自宅に退院し安静にしていたが，夜間寝ないことが多い．2日前から深夜に大声をあげ独語が多くなってきた．日中はウトウトしている．夜なんとか寝かせてほしいとの希望が家族からあった．自宅に戻った直後で環境の変化から夜間せん妄に進展したものと判断し，夕食後にミアンセリン（テトラミド®）1錠，午後9時にゾルピデム（マイスリー®）1錠の処方を行った．第1日にはほとんど効果がなかったので，翌日ミアンセリンを2錠に増量，4日目に3錠に増量した（ゾルピデムは継続）結果，夜間良眠を確保することが可能になった．

8 不安症状

認知症の背景に不安症状が存在することが多い

アルツハイマー型認知症は，記憶障害が中核になる疾患であるが，その背景に不安症状が潜在していることが多い．不安症状が目立つ事例を提示する．

> **80歳，女性**
> **アルツハイマー型認知症で不安症状が目立つ事例**
>
> 75歳頃から物忘れがみられ始めた．この1年とくにひどくなり，前日のことを忘れてしまう，昔話が多くなってきた，服用している薬の内容を理解できないなどの症状がみられる．家族が最も困っていることは，誰かが患者さんのそばにいないと不安がることである．外出する際には娘の手を離さない，トイレに行くときも家族について来てくれと訴え，トイレの前に家族が立っていないと心配で用を足せない．確認行動や言動が頻繁で患者さん1人で日常生活を遂行できない．自分がぼけてしまうのではないかと心配し，そのことを始終家族に訴えるので，息子から怒鳴られることがしばしばある．そのため患者さんは怯え萎縮してしまうことが多い．

以下に，背景に不安症状が存在すると考えられる行動障害・精神症状の例を示す．

- 予定されている外出時，出かける時間の何時間も前から玄関先で待機する
- 実際の排尿・排便はないのに，日中5分おきにトイレに行く
- 家族が別の部屋に行くと後ろからついてくる
- 夜，患者さんが1人で寝るのを嫌がる，消灯を嫌がる
- 配偶者が外出すると探しに出かけようとする
- 深夜，頻繁に娘宅に電話をしてくる
- 体の調子が悪い（たとえば，体がしびれる）と頻繁に訴えるが，身体的な異常がない

NPIを用いた著者の検討では，アルツハイマー型認知症では不安症状が女性患者さんの35.3％，男性患者さんの23.8％に認められる（図Ⅶ-2，p.113）．認知症の重症度が進むに従って，不安症状の出現も増加していくようである（図Ⅶ-3a，p.114）．

患者さんが安心できる対応や環境作りを考える

対応の原則は，患者さんが安心できる環境作りである．前頁の事例では，患者さんの不安症状に対して息子が叱る，怒鳴るなど不適切な対応をしていることがわかる．認知症に限らず，高齢者では自分が病気になることへの危惧，あるいは現在罹患している疾患への不安などを抱えていることが多い．患者さんの抱く不安症状に対して家族や周囲の人々が訴えを傾聴し，受容するよう指導する．さらに患者さんが安心できる環境整備を行うよう伝える．たとえば，夜1人で寝ることができない患者さんでは，自室に1人で置かれることに対する不安症状が背景に存在していることが多い．そのような場合，患者さんの横で家族が一緒に寝る，あるいは患者さんの部屋の戸を少し開け家族の姿が見える工夫をするなどの対応を考えるよう家族を指導する．

以下に，不安症状への介護指導の実際を示す．

- 患者さんの訴えを共感しながら傾聴する姿勢が必要であると家族に伝える．家族が自分（患者さん）の気持ちを理解してくれている，自分の気持ちを聞いてくれると感じるだけで患者さんは安心する
- 患者さんへの話しかけのしかたを工夫する．患者さんの目を見て笑顔でやさしく話しかけたり，接したりするよう努める
- 家族あるいは周囲の人々が，患者さんと一緒にいる時間を可能な限りもつようにする．一緒に行動することで患者さんは安心することが多い
- 叱る，注意する，きつい口調でとがめるなどの対応は不適切．このような接し方は患者さんの不安症状を助長する
- 1人暮らしの患者さんの場合，不安症状がより目立つようである．不安症状が顕著な独居患者さんの場合，1人暮らしが限界にきている可能性が考えられる．適切な介護方針を考える時期にきているのかもしれない

有効な薬物療法は？

認知症が軽度〜中等度の場合には，ベンゾジアゼピン系睡眠薬が有効なことが少なくない．かかりつけ医の先生が使い慣れた薬剤を使用するとよい．著者は，速効性を期待してロラゼパム（ワイパックス®）をしばしば使用している．1日3回の定期的内服以外に，舌下使用が有効な事例をよく経験する．実際の使用方法に関しては「**ロラゼパム使用の実際**（p.177）」を参照されたい．

9 アパシー（無関心・無為・無感動）

アルツハイマー型認知症で最も多い周辺症状

　図Ⅷ-6は，NPIを用いて，自験アルツハイマー型認知症患者さん219名の周辺症状の実態を調べた結果である．実に65.3％の患者さんでアパシー（無関心・無為・無感動）と呼ばれる病態を示していることがわかる．家族から，「家で何もせずぼーっとしている」「1日中テレビの前に座っているが実際にはテレビを見ずぼんやりしている」などと訴えられる病態である．アパシーは，わかりやすく述べると，行動や言動，感情における発動性の低下としてまとめられる．具体的には，自発性の低下，意欲の喪失，感情の平板化（喜怒哀楽の喪失）などの病像を示す．

　アルツハイマー型認知症などの認知症疾患にみられる周辺症状というと，徘徊や暴力行為，妄想などの活発な症状がイメージされるが，実際には無関心・無為・無感動や不安，うつなどのおとなしい症状のほうがはるかに多い．図Ⅷ-7は，テスト式認知機能検査の1つであるMMSE総得点から，アルツハイマー型認知症を軽度（20点以上），中等度（10～19点），高度（9点以下）認知症群に分け，NPI各症状の出現頻度をみたものである．アパシーは，軽度アルツハイマー型認知症で59.3％，中等度で64.6％，高度では84.4％にみられている．

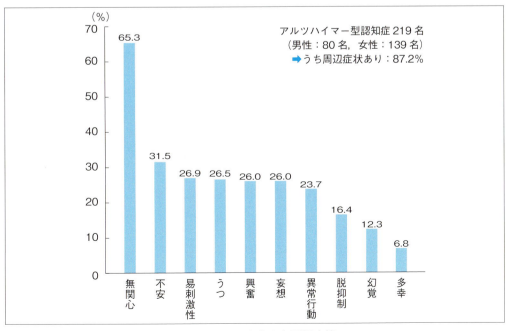
図Ⅷ-6　NPIからみた周辺症状

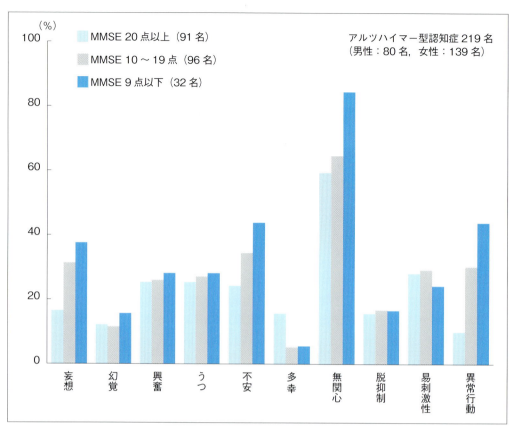

図Ⅷ-7　重症度別にみた周辺症状の出現頻度（NPI）

表Ⅷ-1　抑うつ状態とアパシーの鑑別点

	抑うつ状態	アパシー
抑うつ気分，悲哀感	目立つ	訴えない
活動性の低下	あり	あり
興味の喪失	あり	あり
精神活動の緩慢化	あり	あり
症状の日内変動	朝調子が悪い	変動なし
精神的な苦痛	軽度認知症ではあり，中等度以上では訴えは少ない	訴えない
感情の平板化	やや高度以上に進むとみられることあり	あり

アパシーと抑うつ状態の見分けかた

　表Ⅷ-1は，アパシーと抑うつの鑑別点を示したものであるが，実際には両者の区別は容易ではない．

　さらに両者が併存する場合も多いことから，どこからが抑うつ状態でどこまでがアパシーなのかを判別できないことが多い．活動性の低下や意欲の減退，興味の喪失，精神活動の緩慢化は，アパシーと抑うつ状態いずれにもみられることから両者の鑑別に苦慮することが多い．アパシーでは，感情の平板化あるいは喜怒哀楽の喪失が特徴といえるが，アルツハイマー型認知症でも，やや高度以上に進展すると感情の平板化はしばしばみられる．抑うつ状態では，抑うつ気分や悲哀感を訴えることが多いが，アパシーでは自分が辛い，苦しい，悲しいと積極的に自分から苦痛を訴えることはない．

 ## 有効な薬物療法は？

　アパシーに対して確立した薬物療法はない．抑うつ気分や不安などは，セロトニン神経系と関連が強い．一方，発動性の低下や意欲の減退は，ノルアドレナリンやドパミン神経系との関係が深いことが指摘されている．その点から，SNRIのミルナシプラン（トレドミン®）あるいはデュロキセチン（サインバルタ®）がアパシーの治療に有効かもしれない．ドパミン系を賦活する薬剤として，アマンタジン塩酸塩（シンメトレル®）あるいは，ドパミンアゴニストが挙げられる．アマンタジン塩酸塩は，脳梗塞後遺症でみられる意欲の減退などに効果を示すことから，血管性認知症，あるいは脳梗塞を伴うアルツハイマー型認知症にみられるアパシーに使用すると効果を期待できるかもしれない．アマンタジン塩酸塩は，幻覚や妄想などの副作用がみられることから，高齢者では1日100～150mgに留めておくのが無難である．アルツハイマー型認知症治療薬のドネペジルは，感情や行動，意欲などの改善を期待できることから，アルツハイマー型認知症でみられるアパシーを改善させる可能性[3]が考えられる．

 ## 積極的な働きかけが大切

　薬物療法よりも周囲からの積極的な働きかけ，デイサービスやショートステイの頻繁な利用が，アパシーに対してより有効と思われる．

1) 内山　真（睡眠障害の診断・治療ガイドライン研究会）／編：睡眠障害の対応と治療ガイドライン第2版，じほう，2012．
2) Lövheim H, et al.：Sex differences in the prevalence of behavioral and psychological symptoms of dementia. Int Psychogeriatr, 21（3）：469-475, 2009.
3) Gauthier S, et al.：Efficacy of donepezil on behavioral symptoms in patients with moderate to severe Alzheimer's disease. Int Psychogeriatr, 14（4）：389-404, 2002.

IX 薬物療法を開始する際の原則

- **1** 薬物療法開始時の注意点 ➡ (p.144)
- **2** 周辺症状に対する薬物療法の原則 ➡ (p.145)

 注意

- ▶ 薬剤の管理を患者さんだけに任せてはならない！ 家族が基本的な薬剤管理を行うよう指導する
- ▶ 周辺症状の治療に際して完璧な薬効を期待しない！
- ▶ 患者さんならびに家族がこれでなんとか我慢できるとする投与量に留めることが重要！

※「薬の分量が記載されている場合は，1日量である」

薬物療法編　IX 薬物療法を開始する際の原則

1 薬物療法開始時の注意点

認知症診療で薬物療法を開始する際，いくつか気をつけなくてはならない点を述べる．

抗認知症薬を含めてすべての薬剤にいえることでもあるが，薬剤の管理を患者さんだけに任せてはならない．アルツハイマー型認知症では，記憶障害や判断力の低下などのために，飲み忘れや一度服用した薬を再び飲んでしまう，薬袋の紛失など不測の事態を生じる危険性が高い．たとえば，降圧薬や血糖降下薬などを過剰服薬すると重大な結果を招くことになる．

薬剤の管理を家族が行うよう指導すると，家族によっては「薬の管理くらい本人だけでできる」「まだそこまで認知症はひどくなっていない」などと反論される場合がある．家族は，患者さんが服薬しているのか否かを実際に確認していないにもかかわらず，患者さんだけで服薬はできると思い込んでいる，あるいは思いたいのである．患者さんが自分1人で服薬できると言い張っても，家族が服薬管理に必ず関わるよう強く指導すべきである．しかし，家族が上記の指導を受け入れないときには，しばらく患者さんだけに服薬管理を任せるしか方法はないようである．その後，不都合な事態が生じた時点で対応を講ずるようにしたい．

処方する医師の立場として，服薬回数の少ない薬剤を選択すべきと著者は考えている．家族に服薬管理をするよう指導する場合，家族が1日3回薬剤管理をするのは困難な場合が多い．とくに家族全員が日中留守をすることが多い，あるいは早朝仕事に出かける場合などでは1日3回の薬剤管理は不可能である．家族の状況を把握し，理想的には1日1回だけですむ薬剤を選択すべきであろうが，1回が無理ならば1日2回までが家族の管理できる限界ではないかと思われる．むろん，日中在宅する家族がいるならば，1日3回の服薬管理は可能であろう．

以下に，薬物療法を開始する際の原則・注意点を示す．

- 薬剤の管理を患者さんだけに任せてはならない
  - ➡ 家族や周囲の人々が薬剤の基本的な管理をする，あるいは関与するよう伝える
     たとえ実際の管理は患者さんが行うとしても，定期的なチェックを怠らないこと
- 患者さんが1人暮らしの場合の対策を考える
  - ➡ 別居家族の定期的な訪問と薬剤管理，薬の小分け
  - ➡ 訪問ヘルパーの毎朝の訪問 → 薬剤管理と安否の確認
  - ➡ デイサービス利用による服薬の実行
- 医師側の原則として，服薬回数の少ない薬剤を優先して選択・使用するよう心がける
  - ➡ 理想は，1日1回の服薬

2 周辺症状に対する薬物療法の原則

以下は，周辺症状に対して薬物療法を適応する際の注意点を示したものである．

- 服薬の管理と薬効を，客観的に把握できる人間が必ず存在すること
  ➡ 服薬管理が困難な場合には，決して投薬をしない
- 投薬量は少量から開始し，漸次最少量で増加
- 複数の薬剤を使用せず，可能な限り1剤で治療するよう努めること
- 服薬回数の少ない薬剤を選択すること（可能ならば1回が望ましい）
- 薬剤の過剰作用あるいは副作用に常に注意する．家族にもその旨を十分に説明する
- 完璧な薬効を期待しないこと
  ➡ 患者ならびに家族が，ともに快適な生活を過ごせればよしとする
  ➡ 完全を目指すと投薬量が増加し，予想外の副作用が生じる
- 常に薬剤の減量，あるいは中止を考えながら経過をみること

まず大原則であるが，認知症患者さんにみられる周辺症状に対して使用される薬剤（主として向精神薬であるが）は，わが国では保険適用を認可されていない薬剤であることを，家族に十分説明し，理解を得ておくことが必須である．いわゆる保険適用外使用である．

上記のように薬物療法として向精神薬を主として使用することになるが，患者さんの周囲に，薬の管理と薬効を観察できる人間が存在することが必須である．ある薬剤を投与する際，患者さんが示す周辺症状に対して，その薬剤が効果を示しているのか否か，不都合な状態を引き起こしていないかなどを判断し，次回の診察で医師に伝えてくれる人間が存在することが，薬物療法を開始する際の条件である．言い換えると，このような人間がいない場合には薬物療法を開始してはならない．

投与量は，少量から開始し漸増していくのが原則である．著者は次回の診察を投与後4日〜1週間前後に設定し，薬効の判定を行っている．薬効が不十分ならば投薬量を漸増する．この投与量でなんとか対応できると，家族からの返事があればその量を維持する．

複数の薬剤を併用せず，単剤での治療開始が望ましい．複数の薬剤を使用すると，副作用が出現したとき，原因薬剤の同定が困難になり実際的ではない．ある薬剤で効果を期待できないときには，同種の薬剤を併用するよりも，作用機序の異なる薬剤に変更するのも選択肢の1つである．たとえば，ベンゾジアゼピン系睡眠薬で効果を期待できないときには，鎮静作用の強い抗うつ薬，あるいは抗精神病薬の使用を考慮する．

完璧な薬効を期待しないことも大切なことである．たとえば，顕著な暴力行為を示す患者さ

薬物療法編 Ⅸ 薬物療法を開始する際の原則

んに対して，抑える薬剤（抗精神病薬など）を投与することになるが，これくらいでなんとか家族や周囲の人々が我慢できる，あるいは対応可能とされる投与量に留めておくことが肝要である．もう少し抑えようと考え，投与量を増やすことで過鎮静になったり不都合な副作用が出現することもある．

　周辺症状の軽減がみられた後には，常に薬剤の減量から中止を考えていくことも大切である．3か月を目安に，現在使用している薬剤を減量できないかを評価し，減量が可能ならば漸減していく．もしその時点で減量ができないと判断したときには，さらに3か月間投与を継続し再度減量の可能性を考える．

75歳，男性
アルツハイマー型認知症で抗てんかん薬を増量しすぎて過鎮静をきたした事例

70歳頃から物忘れが出現し緩徐に進行・悪化，とくに1年前からひどくなった．現在は午後8時半に床に入るが，午前1～2時には覚醒し，以降寝ない．寝るように伝えると大声を出して怒る．食事をしたことを忘れる，入浴しない．昼間は自分からトイレに行くが夜間は失禁状態である．病前から怒りっぽいが，最近，易怒性がとくに目立つ，大声を出すことも多い．妻の希望は夜間おとなしく寝てほしいことである．カルバマゼピン（テグレトール®）を1回50mg夕食後から開始し，1週ごとに100mg，150mg，200mgへと増量していった．夕食後の200mg服薬で，大声は出すが易怒性は軽減し，夜もなんとか寝てくれる状態となった．この時点で増量をやめておくべきであったが，もう少しの鎮静を期待して1日400mgを朝夕分2に増量したところ，日中ぐったりして箸も持てない，動けない状態になってしまった．あわてて200mgに戻した．

家族あるいは医師がもう少しとの気持ちで増量した結果，患者さんに過鎮静やふらつきなどの不都合な状態を惹起してしまうことが少なくない．これでなんとかやっていけると思われる投薬量に留めておく勇気も必要である．

事例提示

X

抗認知症薬の使い分けを どう考えるか

1. 実臨床で上手に使い分けるコツ ➡(p.148)
2. コリンエステラーゼ阻害薬で易怒性が出現したときの対策 ➡(p.151)
3. 抗認知症薬の少量投与の問題について ➡(p.153)

注意

- コリンエステラーゼ阻害薬は，行動や感情，言動を活発化する薬剤，メマンチンはそれらを抑えるあるいは安定化する薬剤と位置づける
- コリンエステラーゼ阻害薬3剤に関して薬効からみた使いわけはない
- おとなしいタイプのアルツハイマー型認知症にはコリンエステラーゼ阻害薬，活発な周辺症状が目立つタイプにはメマンチンの使用をまず考慮する
- コリンエステラーゼ阻害薬服薬時の易怒性への対策をマスターしておく
- 抗認知症薬の少量投与に関して，臨床効果を期待できる範囲で患者さんに合わせた用量設定を行うことは間違いではない

※「薬の分量が記載されている場合は，1日量である」

診断編　臨床症状編　薬物療法編　介護指導編

薬物療法編　Ⅹ 抗認知症薬の使い分けをどう考えるか

1　実臨床で上手に使い分けるコツ

　抗認知症薬は，コリンエステラーゼ阻害薬としてドネペジル（アリセプト®）とガランタミン（レミニール®），リバスチグミン（リバスタッチ®パッチ，イクセロン®パッチ）の3剤，NMDA受容体拮抗薬としてメマンチン（メマリー®）の計4剤が現在使用可能になっている．ドネペジル以外の3剤が2011年に上市されてからすでに6年以上を経過してきているが，この4剤をどう使い分けるかが実臨床では大きな課題ともいえる．以下に著者の経験からみた使い分けについて述べる．

①コリンエステラーゼ阻害薬は，患者さんの行動や感情，言動を活発化させる薬剤，メマンチンはそれらをやや抑えるあるいは安定化させる薬剤と位置づけると，コリンエステラーゼ阻害薬とメマンチンでは対象とする患者さんがおのずと異なることになる．

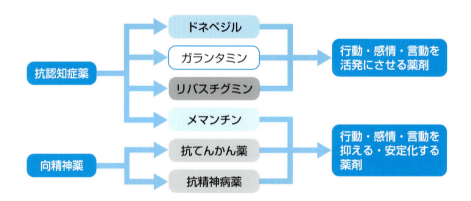

②活発な周辺症状が目立たないおとなしいアルツハイマー型認知症，たとえば，意欲がない，無為・無関心，なにもしない患者さんにはコリンエステラーゼ阻害薬のいずれかをまず選択する．易怒性や暴言，暴力行為，攻撃的，夜間寝ない，妄想など活発な周辺症状が目立つタイプにはメマンチンを第一選択薬とし，これらの症状の軽減を図るようにしたい．

■ 実臨床で上手に使い分けるコツ

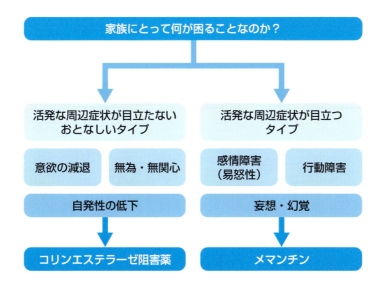

③薬効からみたコリンエステラーゼ阻害薬3剤間での使い分けはおそらくないあるいはできないと思われる．メタ解析の結果からも3剤の臨床効果には有意な差異はないとされている．

④服薬介助を行う家族あるいは周囲の人々の状況によって，薬剤を選択する手立てもある．

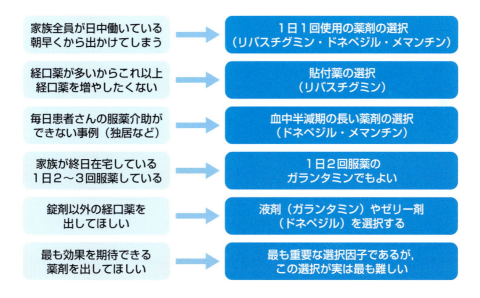

たとえば，家族全員が朝早くから働きに出かけてしまい，日中患者さんが1人になる場合では，家族が帰宅後に服薬介助を行うようにしたい．このときには1日1回の服薬ですむ薬剤を選択する．独居で週5日は家族や介護スタッフなどが服薬管理に関わることは可能だが，残りの2日間は服薬援助ができない場合には，血中半減期の長い薬剤を選択すると効果減弱が少ないかもしれない．患者さんならびに家族や周囲の人々の事情に合わせて薬剤を選択することも考えるようにしたい．

⑤コリンエステラーゼ阻害薬とメマンチンの併用手順とその時期について以下に示した．

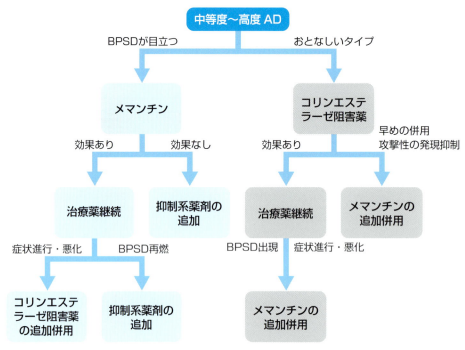

AD：アルツハイマー型認知症
BPSD：行動障害・精神症状（周辺症状）

　易怒性や暴言などの周辺症状が目立つタイプにはまずメマンチンをトライする．メマンチンの開始で症状の軽減がみられる場合にはメマンチンを継続する．

　アルツハイマー型認知症は，進行性の疾患であるから数年すると認知症症状が進行・悪化をすることが多いので，そのときにコリンエステラーゼ阻害薬のいずれかを追加する．また，経過に伴って易怒性や暴言などが再燃することも少なくない．そのときにはコリンエステラーゼ阻害薬を追加すると易怒性などが増悪することもあるので抑制系薬剤を追加したほうがよい．

　メマンチンを最初に投与しても易怒性や暴言などの軽減を図れないときにはメマンチンを継続しながら抑制系薬剤を併用する．家族が困る周辺症状が目立たないおとなしいタイプにはコリンエステラーゼ阻害薬から開始し，経過に従って認知症症状の進行・悪化あるいは易怒性や暴言などの周辺症状が出現してきたときにメマンチンを併用する．コリンエステラーゼ阻害薬が維持量に達した直後にメマンチンを併用する選択肢もある（メマンチンは，アルツハイマー型認知症の経過中の攻撃性発現に対する抑制効果がみられるとの承認時データがみられる）．

2 コリンエステラーゼ阻害薬で易怒性が出現したときの対策

　コリンエステラーゼ阻害薬を服薬すると易怒性や暴言の出現，攻撃的になることからコリンエステラーゼ阻害薬，とくにドネペジルは怖い薬であると唱え，服薬を中止すべきである，あるいは極端に少ない用量がよいと勧める一部の医師がみられる．著者の経験でもドネペジルを5年，10年と長期にわたって服薬していると易怒性が目立ってくる患者さんは確かにみられる．コリンエステラーゼ阻害薬服薬中に易怒性などが出現したとき，単純に薬剤の副作用と決めつけるのではなく，以下に示すように複眼的な視点を考慮しながら対策を立てていくべきである．

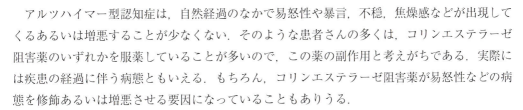

- アルツハイマー型認知症の経過でみられる周辺症状が出現・増悪した場合
- 疾患の進行・悪化に合致した対応を家族や周囲ができない，それに患者さんが反応
- アルツハイマー型認知症ではなく，実はレビー小体型認知症の可能性はないか
- 薬剤による活性化が易怒性や不穏の増悪などを招いている場合
　（リスポンダーではないか）

　アルツハイマー型認知症は，自然経過のなかで易怒性や暴言，不穏，焦燥感などが出現してくるあるいは増悪することが少なくない．そのような患者さんの多くは，コリンエステラーゼ阻害薬のいずれかを服薬していることが多いので，この薬の副作用と考えがちである．実際には疾患の経過に伴う病態ともいえる．もちろん，コリンエステラーゼ阻害薬が易怒性などの病態を修飾あるいは増悪させる要因になっていることもありうる．

　2つめの可能性は，疾患の進行・悪化に合致した対応を家族や周囲の人々ができないことで患者さんが易怒性や攻撃性を示している場合である．たとえば，1人では適切に料理を作ることができなくなった患者さんに対して，家族が患者さんだけに料理を任せたり，あるいはできた料理がまずいと言ったりすることで逆に患者さんが怒り出してしまう場合である．

　3番目としてコリンエステラーゼ阻害薬の服薬開始時に易怒性や暴言などがみられたときには，レビー小体型認知症による薬剤過敏性の可能性も考えねばならない．これらの要因を除外できた後に，初めてコリンエステラーゼ阻害薬が原因になっていると判断すべきである．さらにいえば，副作用ではなくコリンエステラーゼ阻害薬の薬効が過剰に発現しているリスポンダーとも考えられる．処方した用量では，行動や感情，言動の活発化が過度に発現しているのである．

　以下にコリンエステラーゼ阻害薬で易怒性などが出現してきたときの対策を示した．

薬物療法編　X 抗認知症薬の使い分けをどう考えるか

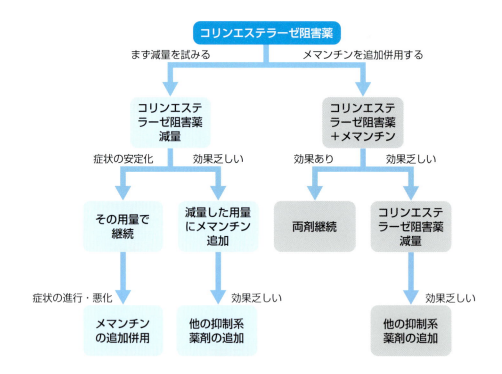

　選択肢は，現在量からの減量かあるいは現在量を維持しながらメマンチンを追加併用するかの2つである．前者では，現在処方している用量を半分にするなどの減量を試みる（ドネペジルは半減期が長いことから隔日投与という選択肢もあるが）．減量で易怒性などが軽減したときには，その減量した用量でしばらく継続する．一方，減量しても易怒性などの軽減を図れないときにはメマンチンの併用を考える．メマンチンを併用したけれども易怒性の軽減を図れないときには，コリンエステラーゼ阻害薬を中止するかあるいはコリンエステラーゼ阻害薬とメマンチンの両剤を継続しながら他の抑制系薬剤を追加する選択肢が想定される．著者は，抗てんかん薬などの抑制系薬剤を使用する場合が多い．

　一方，コリンエステラーゼ阻害薬の現在量を維持しつつメマンチンを併用することも可能である．メマンチンの併用で易怒性などの軽減ができるならば，その用量で両剤を継続する．併用しても効果に乏しいときには，コリンエステラーゼ阻害薬の減量を図る．それでも効果がないときには，コリンエステラーゼ阻害薬を中止するか他の抑制系薬剤を追加する．

3 抗認知症薬の少量投与の問題について

　厚生労働省保険局医療課から 2015 年 6 月，抗認知症薬を添付文書で規定された用量未満で投与されている事例を一律に査定することがないよう求める事務連絡が発出された．診療報酬明細書（レセプト）に記載されている減量などの理由（症状詳記）なども参考にして個々の事例に応じて医学的判断をし審査するよう要請をしている．

　著者は，基本的には患者さんに合わせた用量設定には賛成であり，患者さんの状態に合わせて抗認知症薬の用量を調整し処方することが必要と考えている．たとえば，暴言や攻撃性など家族が困る行動や感情，言動の軽減のためにメマンチンを処方した場合，患者さんの示す症状が軽減できた用量でしばらく維持してもよいと考えている．

　抗認知症薬は少量で臨床効果がある，添付文書に記載された維持量では認知症は悪化する，少量あるいはごく微量でなければならないなどの極論を唱える一部の医師がみられる．たとえば，抗認知症薬の処方に関して，常用量の半分以下でも効果がある，維持量まで増量すると興奮するから増量すべきではない（実際には維持量まで増量しても臨床症状に変化のみられない患者さんのほうが多い），ドネペジルは興奮させる薬剤である，などと主張しているようである．著者は，このような主張をする医師とは立場を大きく異にしている．確かにドネペジル 3 mg で興奮する患者さんを経験している．しかし，それはドネペジルに限らずガランタミンやリバスチグミンでもみられる現象である．そもそもこれらコリンエステラーゼ阻害薬は，アセチルコリン系を賦活することで行動や感情，言動の活発化を期待できる薬剤と規定される．ドネペジル 3 mg で興奮や易怒性が出てきた場合には，薬効が過剰に発現してきていると判断すべきであり，薬剤の減量や服薬方法を工夫することが実臨床では求められる．一概にコリンエステラーゼ阻害薬は悪者であると決めつけるべきではない．

　副作用の発現や不都合な状態を避けるために維持量未満で抗認知症薬を処方できることと抗認知症薬は少量で効果がある，少量投与にすべきであると唱えることは全く次元の異なる話と考えるべきである．そこをきちんと理解したうえで，その患者さんに合った抗認知症薬の至適用量を考えて行くべきではないだろうか．

　抗認知症薬を維持量まで増量できないとき，各薬剤でどの用量まで下げるのが望ましいのか．著者は，アルツハイマー型認知症ではドネペジルは 3 mg，リバスチグミンは 13.5 mg，ガランタミンは 8 mg，レビー小体型認知症ではアリセプト®（現在，後発品はレビー小体型認知症に処方できない）として 1.5 mg までではないかと考える．メマンチンでは，認知症の進展抑制効果を期待するのかあるいは周辺症状の軽減を標的にするのかで異なるかと思うが，いずれの場合でも最少用量は 10 mg ではなかろうか．

153

XI 抗認知症薬各論

1. ドネペジル ➡ (p.156)
2. ガランタミン ➡ (p.163)
3. リバスチグミン ➡ (p.164)
4. メマンチン ➡ (p.166)

- ▶ 抗認知症薬の特徴を理解したうえで患者さんに合わせた処方を心がける
- ▶ 貼付薬のリバスチグミンでは，皮膚症状への対策スキルを身につけておくことが重要！
- ▶ メマンチンは，認知症の進行抑制効果とともに周辺症状の軽減を期待できる薬剤である．メマンチンを上手に使いこなせると認知症診療のスキルが広がる

※「薬の分量が記載されている場合は，1日量である」

薬物療法編　XI 抗認知症薬各論

1 ドネペジル

 ドネペジルの特徴をわかりやすく説明する

　アルツハイマー型認知症と診断した後, 原則として抗認知症薬の投与を開始することになる. その際, 家族は服薬によって認知症が改善する, あるいは目に見えてよくなると考えがちである. 現在の医学では, 認知症を改善させる薬剤はいまだ存在しない. ドネペジル (アリセプト®) を始めとする抗認知症薬は, アルツハイマー型認知症の症状進行を抑制する可能性をもつ薬剤にすぎない. 家族にドネペジルの特徴やその臨床的意義に関して, わかりやすい説明を行い, 理解してもらうことが重要である. 介護家族の過大な期待と実際の薬効の間に大きな齟齬がみられると, その後の患者さん・家族と医師との信頼関係が損なわれ, 診療がうまくいかなくなることがあるので注意を要する. 以下に, 著者が実際の診療現場で家族にドネペジルについて説明をしている内容を記載したので参考にして頂きたい.

> 「アルツハイマー型認知症は, 現在の医学では根治的な治療法が, いまだ見出されていない疾患です. 現在 (2018年3月), 利用できる薬剤は4剤だけですが, これらの薬で認知症を元に戻したり改善することはできません. 認知症の進行を遅らせる可能性をもつ薬です. しかも目に見えて効果がみられる割合は, 3〜4割しかありません. 残念ながら認知症に対する薬物療法は, いまだそのくらいなのです. 3年後には家族の顔がわからなくなる状態を5年後までなんとかわかるように維持できる可能性のある薬なのです. 大きな副作用はありませんから安心して飲める薬です. しかし, 薬に過大な期待をしてはいけません. 認知症における薬物療法の役割は, 100分の1くらいしかありません. 大切なことは, 薬によらないご家族の上手な介護なのです. 上手な介護によって, 認知症の進展はかなり抑えられるといわれています. アリセプト®を服薬しながら上手な介護, 患者さんの気持ちを考慮した対応を行うようにしましょう」

　ここではドネペジルを例にして解説しているが他の3剤の抗認知症薬の場合も同様である. 表内のドネペジルを他の薬剤名に代えて使用するとよい.

1 ドネペジル

 ## 家族からの質問にはこう答える

以下に，家族から質問される代表的なものを提示した．

- 高血圧治療薬や糖尿病治療薬など，他の薬と一緒に飲んでも大丈夫ですか？
- ➡「アリセプト®は，他の薬と一緒に服薬しても不都合が生じることはほとんどありません．今服薬している薬と一緒に飲んでもかまいませんよ」
- いつ服薬したらよいですか？
- ➡「アリセプト®は食事などに影響を受けないことから，いつ服薬してもよい薬です．朝食後でも，あるいは夕食後でもかまいません．しかし1日のなかで服薬する時間帯は，一定にしたほうが飲み忘れは少ないと思います」
- 副作用はありますか？
- ➡「最もみられやすいものは，吐き気や嘔吐，胃部不快，食欲不振などの消化器系の副作用です．これらは，服薬開始直後からみられることが多いです．100人のうち6〜7人にみられるようですが，大部分の方はこれらの副作用はみられないため，安心して服薬できると思います．また，これらの副作用が服薬後数週間してみられることは，ほとんどないと思います．消化器系副作用がみられるときには，胃薬などを併用するとよいと思います．開始後，なにか不都合なことが出現したら連絡を下さい」

降圧薬などの他剤と併用して大丈夫か？　いつ飲ませたらよいか？　副作用にはどのようなものがあるか？　副作用が出たらどうしたらよいか？　などがしばしば聞かれる質問である．家族からの質問あるいは疑問に対して，わかりやすく説明できるスキルを，是非身につけて頂きたい．

ドネペジルを，1日のなかでいつ服薬させたらよいか？　ドネペジルは，服薬する時間は決められていない．薬の管理は家族が行うことが原則であるから，家族の都合に合わせて，服薬する時間を設定するよう指導するとよい．たとえば，家族全員が朝早く仕事に出てしまう場合には，夕食後あるいは就寝前の服薬がよい．家族の1人が終日在宅している場合には，朝食後の薬の飲み忘れが少ないのではないかと思われる．

 ## ドネペジルによる副作用出現時の対策

ドネペジル服薬による主な副作用は，消化器系副作用である．具体的な訴えとして胃部不快や食欲不振，腹部膨満，嘔気などがしばしばみられるものである．これらの消化器系副作用は，ドネペジル服薬開始日から1〜2週間以内にみられることが多い．消化器系副作用は，ドネペジルの継続投与によって軽減することが多いといわれるが，著者の印象では，これらの副作用がみられると患者さんがその後の服薬を嫌がる，あるいは拒否することが多いようである．消化管機能改善薬などとともに服薬することで，副作用の軽減を図れるかもしれない．

どうしても服薬ができないときには，無理強いせずしばらく服薬を中断するか，あるいは他のコリンエステラーゼ阻害薬に変更する選択肢を考える．患者さんによっては数週間後に再開すると副作用の発現なく服薬ができる場合もあるが，現在は他のコリンエステラーゼ阻害薬が

157

使用可能なことから他剤に変更するのがよいだろう．以下に副作用出現時に考えられる対策を示したが，現在では他のコリンエステラーゼ阻害薬に変更するのが最もよい対策といえる．

- 消化器系副作用は，服薬継続によって慣れてくるといわれている
- 消化管機能改善薬などを併用する
- 細粒に変更し，1 日 1 mg あるいは 2 mg から開始し漸増する
- 一時投薬を中止し，数か月後に再トライする
- 他の疾患，とくにレビー小体型認知症を疑う

82 歳，女性
再投与で服薬が可能になった事例

以前からとんちんかんな話が多かった．5 年前に夫が死亡してから，より物忘れが目立ってきた．現在，降圧薬などの飲み違いが多い，カギの紛失が頻繁，自宅でウトウトしていることが多い，季節に合った衣服の選択が困難である．
アルツハイマー型認知症と診断し，ドネペジル（アリセプト®）3 mg 錠を開始した．服薬開始日から胃部不快と嘔気がひどい，食事が摂れないとの訴えがみられ，患者さんが服薬を拒否したので服薬を一時中断した．1 か月後，3 mg 錠を再開したが，今回はとくに副作用なく服薬が可能であった．

78 歳，男性
消化器系副作用に対して，胃カメラを施行された事例

76 歳頃から物忘れに気づかれた．たとえば，旅先の風呂場で，他人の衣服を間違えて着てしまったエピソードがあった．現在，夜間自宅のトイレの場所がわからない，白内障術後治療のための点眼薬の順番がわからない，外出したがらないなどの症状がみられる．
アルツハイマー型認知症と診断してドネペジル（アリセプト®）を開始したが，服薬開始 3 日目から食欲不振，空腹感がない，食べると気持ちが悪いとの訴えがみられ，消化器内科を受診し胃カメラが施行された（当然，なんら器質的病変はみられなかった）．その後，3 mg の服薬に慣れてきたので，再度副作用が出たら半分に減らすよう指示を出したうえで 5 mg 細粒を処方した．1 週間後，なんとか服薬しているが気持ちが悪い，むかつきが改善しないとの訴えからドネペジルの服薬を中止した．
妻にドネペジルの副作用，とくに消化器系副作用について説明していたが，よく理解できず，消化器症状イコール消化器内科との発想で，消化器内科医院を受診し無駄な検査（胃カメラ）を施行された事例である．

剤型によって使い分けを行う

　ドネペジルは，錠剤と口腔内崩壊錠，細粒，ゼリー製剤，ドライシロップの5種類が利用できる．個々の患者さんの状況に合わせて剤型を選択するとよい．最も頻繁に利用されている剤型は口腔内崩壊錠である．

　細粒あるいはドライシロップを処方する利点として，服薬量を調整できることが挙げられる．たとえば，レビー小体型認知症に対してドネペジルを使用する場合，薬剤過敏性の視点から服薬量を微調整できる細粒などを優先して使用するとよい．ドネペジル3mgで大きな支障はないが，5mgに増量すると精神症状やパーキンソン症状の悪化を招く事例を経験する．このような事例に対して著者は，増量の際にも5mgを細粒で処方し，患者さんの状態によって，全量〜半量までの用量を適宜選択するよう家族を指導している．たとえば，5mg全量では易怒性が目立つときには，半分（2.5mg）あるいは2/3（3.3mg）に減量して服薬するように指導している．また，低体重の患者さんや服薬前にやや元気な患者さん（アルツハイマー型認知症でも当てはまるが）では，5mgへの増量で，落ち着きのなさや怒りっぽい状態が一過性にみられる可能性がある．その場合にも細粒処方で服薬量の調整を行うよう家族に伝えている．

　ゼリー製剤は，アルツハイマー型認知症が進行し，嚥下困難のみられる患者さんや脳血管障害（とくに多発性ラクナ梗塞）を伴うアルツハイマー型認知症患者さんの嚥下困難に対して使用するとよい．また，錠剤を嫌がり吐き出してしまう患者さんに，ゼリー製剤を試みると抵抗なく服薬してくれる可能性がある．

　ゼリー製剤は，はちみつレモンの風味を加えたほどよい甘さを有し，服薬に際して水分を必要としないのが長所である．問題点として，ゼリー容器がかさばることから持ち帰りにやや難がある．院外調剤で，かつデリバリー可能な薬局での調剤が必要かもしれない．

 ## ドネペジル増量のしかた

　基本的な方法は，ドネペジル3mgを1〜2週間投与後に5mgへの増量であるが，この増量に際してはとくに有効なコツはない．問題は，高度アルツハイマー型認知症に進展した患者さんに対する10mgへの増量のしかたである．著者は，次に示す手順で増量を行っている．

```
┌─────────────────────────┐      ┌─────────────────────────┐
│ 5mgで治療中の再来患者さん │      │ 高度に進展後初診の患者さん │
└───────────┬─────────────┘      └───────────┬─────────────┘
            ▼                                ▼
┌─────────────────────────┐      ┌─────────────────────────┐
│ 半年以上5mgを服薬している │      │ 方法1：4週間以上5mgを服薬，│
│ 場合には，増量しても消化器系│      │       その後，10mgに増量  │
│ 副作用の発現は少ない      │      │ ➡ 副作用発現の可能性はより高い│
└─────────────────────────┘      └─────────────────────────┘

┌─────────────────────────┐      ┌─────────────────────────┐
│ 5mg錠を2錠処方する．朝1 │      │ 方法2：5mgを半年前後継続し │
│ 回あるいは朝夕に分服．副作用│      │       てから10mgへ増量    │
│ がなければ次回から10mg錠へ│      │                          │
└───────────┬─────────────┘      └───────────┬─────────────┘
            └──────────────┬─────────────────┘
                           ▼
        ┌─────────────────────────────────────┐
        │ 記憶障害の改善は期待しにくい         │
        │ 意欲や自発性，感情面での効果がみられることが多い│
        └─────────────────────────────────────┘
```

　5mgで，すでに数年以上服薬している患者さんでは，10mgに増量しても消化器系副作用が発現する頻度は少ないという印象を著者はもっている．このとき，すぐに10mg錠を処方するのではなく，5mg錠を2錠処方するほうが患者さんにとってメリットが大きい．5mg錠を2錠まとめて服薬できればよいが，もし一度に2錠の服薬ができないとき（たとえば，胃部不快の出現など），朝夕に分けて1錠ずつ服薬する選択肢が考えられるからである．そして次回に10mg錠に変更すればよい（10mg錠のほうが5mg錠2錠よりも患者負担金が少ない）．

　初診時，すでに高度アルツハイマー型認知症に進展している場合には，より慎重な増量が望まれる．標準的な増量は，3mgを最長2週間，その後5mgで4週間の服薬を経た後に10mgに増量するものである．しかし，この方法では，消化器系副作用をはじめとする好ましくない副作用の出現が多いかもしれない．5mgの段階で，数か月あるいは半年前後継続した後に，10mgに増量したほうが副作用の発現が少ないように思われる．

 ## ドネペジルの効果の判定

　ドネペジルの効果判定は，ドネペジルを処方される認知症を専門とされないかかりつけ医・非専門医の先生方を悩ませるものである．家族から，「飲んでも変化がない，効いている感じがしない」「飲んでいて，どんな効果がみられるのか疑問！」「効果がないようだから薬をやめたい」などの質問や疑問を受けることが多いかもしれない．実際に，ドネペジルの目に見える効果を家族に説明することは難しい．以下は，著者の経験したドネペジルの具体的な効果を示したものである．

1 ドネペジル

- イライラすることが少なくなってきた．妻や他人とけんか腰で話をすることがなくなった，診察でも明るくなった印象あり（71歳，男性）
- 今まで新聞も読まなかったのに，服薬後にはさかんに新聞などの活字を読むようになった（79歳，男性）
- 家族によると，活発になっているよう．買い物に出かける，年賀状を書いてくれるなど，以前に比べて動けるようになっている（67歳，男性）
- 少し活動性が出てきた．畑仕事も再びできるようになった．表情がよくなってきた（77歳，女性）
- 服薬開始（10mg）してから，だいぶ元気が出てきた．以前はぼーっとしていたが，今は買い物や散歩，料理に意欲が出てきた（76歳，女性）

　ドネペジルは，記憶障害の改善というよりも感情や行動，注意，意欲の面で効果を示す場合が多いようである．たとえば，注意障害の改善によって家族との会話がスムーズになり，落ち着きを取り戻すことを期待できる．**図XI-1**は，著者が開設する物忘れ外来で，ドネペジルを投与されたアルツハイマー型認知症患者さん301名の，長期的効果を検討した結果である．アルツハイマー型認知症患者さんの自然経過では，MMSEは年間2～4点の悪化を示すとされる．ところがドネペジルを継続して服薬している患者さんでは，**図XI-1**のように，悪化の幅が緩やかになったり，維持されたりしていることがわかる．ADAS-Jcog.による検討でも同様の結果がみられる（**図XI-2**）．テスト式認知機能検査を用いることで，ドネペジルの長期的な効果

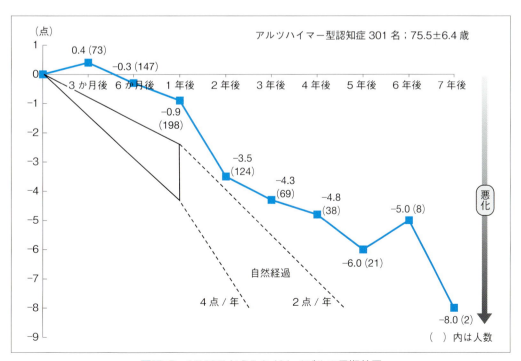

図XI-1　MMSEからみたドネペジルの長期効果

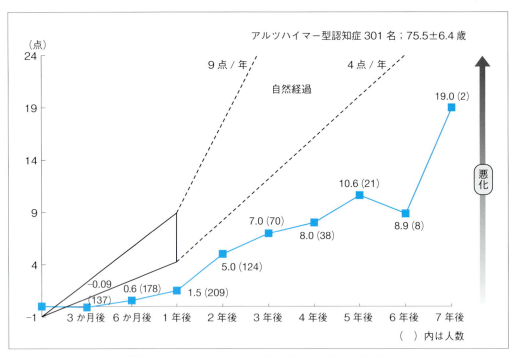

図XI-2　ADAS-Jcog.からみたドネペジルの長期効果

を確かめることが可能である.

　著者のように認知症をある程度専門とする医師ならば，上記のようにテスト式認知機能検査の推移から，ドネペジルの有効性を確認できるが，認知症を専門とされないかかりつけ医・非専門医の先生方では，定期的にテスト式認知機能検査を施行することができない場合が多いと思われるので，ドネペジルの効果をなかなか実感できないことが多いかもしれない.

2 ガランタミン

ガランタミン（レミニール®）は，2011年に発売されたコリンエステラーゼ阻害薬であり，コリンエステラーゼ阻害作用とともにアロステリック作用を併せもつ薬剤とされる．詳細な薬理作用の解説は成書などに任せ，本書では具体的な使用法や注意点などを述べる．

処方の実際

ガランタミン1回4mgを朝・夕食後服薬から開始するが，著者は，消化器系副作用の発現を抑えるために開始数日間では夕食後のみの服薬を指示している（処方箋上では朝・夕食後の服薬とするが）．夕食後のみの服薬で問題がないとき，朝食後の服薬を開始する．4週後に16mgに増量するときにも8mg錠に変更するのではなく，まず4mg錠を4錠処方し，朝・夕で2錠ずつの服薬とする．もし16mgに増量したときに不都合な症状や状態が出現した際に，4mg1錠に減量することが可能だからである．たとえば，朝1錠，夕2錠といった服薬が可能になる．次回の再来で4錠の服薬が可能と判明したとき8mg錠を2錠処方する．24mgに増量する際も同様の手順を踏む．4mg錠と8mg錠を処方しこれらを1回分とし朝・夕の服薬にする．次回の再来でこの方法での服薬が可能ならば12mg錠に変更し朝・夕の服薬を継続する．

どういう患者さんに適しているか

メタ解析の結果では，コリンエステラーゼ阻害薬3剤の認知機能抑制効果や日常生活能力に対する効果には差異がないと結論づけられている．そのなかでガランタミンは，脳血管障害を伴うアルツハイマー型認知症に有効性を示すとの報告が散見される．

75歳を超えるとアルツハイマー型認知症病変と脳血管病変を合併する事例が少なくないことから，高齢アルツハイマー型認知症で症候性あるいは無症候性を問わず脳血管障害を有する患者さんに対して，ガランタミンは選択肢の1つになるかもしれない．

アロステリック作用によって複数の神経伝達物質の放出にも関与していることから不穏や興奮，不安，うつなどの周辺症状の軽減を期待できるとされるが，実臨床でその手応えを感じることはそれほど多くはないようである．

著者の個人的な意見であるが，ガランタミンはドネペジルに比して作用が緩和な印象をもっており，80歳代後半の高齢者などに使用すると有害事象の発現が少ないように感じている．

3 リバスチグミン

　リバスチグミン（リバスタッチ®パッチ，イクセロン®パッチ）は，アセチルコリンエステラーゼ阻害作用とともにブチリルコリンエステラーゼ阻害作用を併せもつ貼付薬である．貼付薬ゆえに最大の有害事象は，瘙痒感や紅斑などの皮膚症状である．この皮膚症状の発現をどう抑えるか，そして出現した皮膚症状に対して有効な対策をどのように指導できるかがリバスチグミンを継続できるか否かの分かれ道となる．

処方の手順

　発売当初は，4.5 mgから開始し順次9 mg，13.5 mg，18 mgに増量していくことになっていたが，現在では9 mgからの開始も認可されている．著者は，4.5 mgの貼付は不要ではないかと考えているので，リバスチグミンを使用する際には9 mgから開始している．その後，すぐに18 mgへの増量も可能であるが，患者さんによっては13.5 mgを間に挟むこともある．以下に著者が考えるリバスチグミンの処方手順を示した．

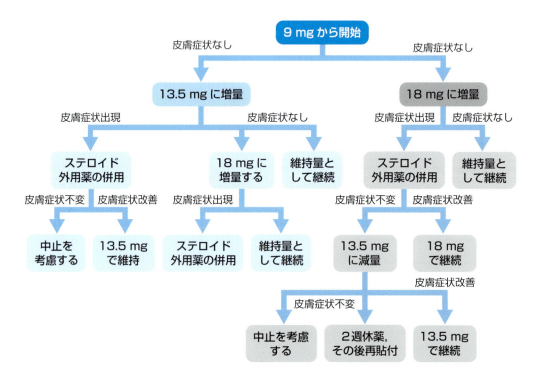

なお，9mgで皮膚症状が出現した場合には，以降の増量はきわめて困難なことからリバスチグミンの継続を諦めるべきである．

①皮膚症状に対しては，ステロイド外用薬の使用を原則とする．保湿薬の併用も選択肢として考える．ステロイド外用薬として，strong class あるいは very strong class の薬剤を選択する．

②皮膚症状は，13.5mgに増量すると出やすい傾向がみられる．9mgから13.5mgあるいは18mgに増量する際に，皮膚症状の出現への対策としてステロイド外用薬をあらかじめ少量処方しておくとよい．患者さんならびに家族には「増量することで紅斑や痒みが出てくる場合があります．そのときには，この薬を紅斑や痒みの部位に塗布してください．それでもよくならないときには連絡をください」と伝えるとよい．もちろん皮膚症状が出現しない場合にはステロイド外用薬を使用する必要はない．

③皮膚症状対策を試みても改善しないときには，18mgならば13.5mgに減量するしかない．13.5mgの段階で改善しないときには，貼付を一時中断し皮膚症状の改善を図るかあるいは貼付自体をあきらめて他のコリンエステラーゼ阻害薬に変更する．9mgでの継続は臨床効果を期待できないことが多いので，維持量としては適切ではない．

④原則は，18mgまで増量し維持量とすべきであるが，著者の経験では13.5mgでも十分臨床効果を期待できる事例も少なくない．たとえば，80歳代の女性で小柄な患者さんや，皮膚症状はみられるがなんとか貼付継続が可能な患者さんでは，13.5mgを維持量としてもよい．

⑤著者は，ステロイド外用薬として塗布前後に速乾性のあるフルメタ®ローションを使用している．皮膚症状が出現したときにはフルメタ®ローションを貼付前に貼る部位に塗布し，30秒～1分後薬剤が乾燥してからパッチを貼付するよう指導している．翌日パッチを剥がした後に紅斑がみられるときには再度フルメタ®ローションを塗布する（剥がしたときに紅斑がなければ塗布は不要）．

どういう患者さんに適しているか

貼付薬であるが薬効に関しては他のコリンエステラーゼ阻害薬と大きな違いはない．著者は，以下のような患者さんにリバスチグミンの使用を考慮するようにしている．

①経口薬がたくさん出ている患者さん．この場合には経口薬がもう1つ増えるよりも貼付薬のほうが患者さんや家族には好まれるかもしれない．②入院などによって絶食などが予想される患者さん，③食欲不振の患者さんなどである．

作用機序は明らかではないが，リバスチグミンは，食欲を亢進させる働きを期待できることから，食事量の低下している患者さんに使用すると食欲の回復を観察することがある．しかしながら食事量が普通の患者さんには食欲亢進作用を認めないことから，過剰食欲になることはないようである．

薬物療法編　XI 抗認知症薬各論

4 メマンチン

 ## メマンチンの位置づけ，処方の考え方

　メマンチン（メマリー®）は，認知症診療のなかでの位置づけが難しい薬剤といえる．本来は認知症症状の進展抑制を目的とする抗認知症薬であるが，同時に行動や感情，言動をやや抑えるあるいは安定化させる作用を示す場合も少なくない．

　メマンチンを処方する際，認知症症状の進行抑制に主眼を置くのか，あるいは周辺症状（行動障害・精神症状）の軽減を目的に使用するのかをまず決めるべきである．前者の場合には，メマンチンを20 mgまで増量し維持量とするよう心がけるとよい．一方，後者の理由で使用するときには，標的とする周辺症状が軽減した用量で一時留めておくのもよい（もちろん20 mgまで増量してもよいが）．

　たとえば易怒性に使用した際に10 mgで患者さんの感情の安定化が図れたときにはその用量でしばらく継続する．このような事例では経過に従い易怒性の再燃がみられることが多いことから，その時点でメマンチンをさらに増量するのである．

　メマンチンを使用する際に注意すべきことは，抑制作用が逆効果となりおとなしくなりすぎる場合である．いわゆる過鎮静の状態を見逃してはならない．メマンチン開始後に口数が少なくなった，日中寝ていることが増えた，自分で動こうとしない，元気がなくなったなどのようにマイナスに変化をするときには，メマンチンによる過鎮静の可能性を考えるべきである．その際にはメマンチンの現在量からの減量あるいは中止を考慮する．

 ## コリンエステラーゼ阻害薬とメマンチンの併用療法

　一般的には作用の異なる両剤の併用療法が認知症症状の進行抑制効果を期待できることは予想されることである．しかしながら実臨床では必ずしもそのように理屈どおりにはならないことも多い．図XI-3は，著者の施設でドネペジル単独群とドネペジルとメマンチン併用群の臨床効果について，MMSEを用いて経年的に評価したものである．すべての評価時期においてドネペジル単独群のほうが併用群に比して，MMSE総得点の変化率（悪化）が少ないことがわかる．つまりいずれの時期でも単独群のほうが認知症症状の進行抑制効果に優れていることになる．

　ではドネペジルにメマンチンを併用するのは臨床的に意義がないのかとの疑問が浮かんでくるが，実は処方動機の背景が異なるのである．ドネペジル単独群では，ドネペジルのみで認知

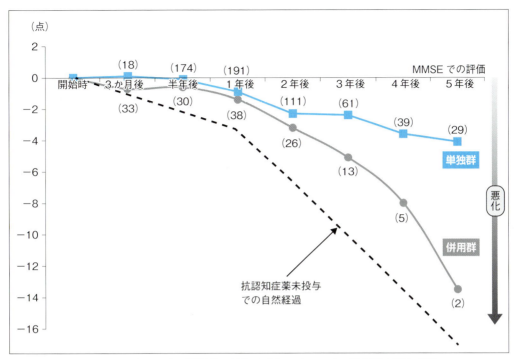

図XI-3　ドネペジル単独群，ドネペジル＋メマンチン併用群の臨床効果

八千代病院　愛知県認知症疾患医療センターでの検討

症状が安定していることからメマンチン併用の動機がないのである．一方，ドネペジルにメマンチンを併用した群ではドネペジル単独では認知症症状が進行・悪化している場合や周辺症状の出現あるいは増悪をきっかけに併用に進んだ事例が多いのである．つまり，両群は同じ土俵で闘っていないことになる．

併用群が単独群よりも効果を示すとされる文献は，患者さんの状態に関係なくスケジュールに合わせて単独で進むか併用をするかの計画設定がなされたうえでの結論である．実臨床とは異なる背景をもつことを忘れてはならない．

コリンエステラーゼ阻害薬にメマンチンを併用する手順は，「実臨床で上手に使い分けるコツ」（p.148）で解説しているので参照されたい．

薬物療法編 XI 抗認知症薬各論

---

86 歳，男性
施設入所中，暴力行為，帰宅願望の活発な事例

83 歳頃から物忘れ，その後，易怒性や確認行動，無断外出から徘徊が数回あった．現在，グループホーム入所中．そこでも帰宅願望から介護スタッフに暴力行為．近医からドネペジル 3 mg が処方されている．初診時，HDSR は 11 点，MMSE は 13 点　ADAS-J cog. は 28 点．介護施設での暴力行為軽減を最優先にドネペジルを継続しながらメマンチンを開始した．18 日後，10 mg の段階で落ち着き，穏やかになったと家族は述べていた．メマンチンが著効していると判断し，86 歳と高齢ゆえに 10 mg を継続している．

---

76 歳，女性
感情障害が活発な事例

　1 年前にアルツハイマー型認知症と診断されている．現在，妄想や幻聴，感情の不安定さが目立つ．サイレンが鳴ると自分を迎えに来る，怖いと言って泣き出す．「電気を全部つけろ，消灯しろ」との命令で家中の電気をつける，逆に消灯して真っ暗な部屋に座っている．「友人が家のものをすべて外に出せ」と言っては物を外に運び出す行動がみられる．診察室に入るなり，泣き出してしまい診察ができない状態であった．感情の安定化を期待してメマンチンを開始した．2 週後，メマンチン 10 mg の段階で家族は，「メマンチンは 21 時に服薬させているが薬で泣くことはなくなった，幻聴も消失し夜間もよく寝ている」と述べていた．その後，20 mg まで増量している．

事例提示

168

その他の薬剤

1. 抗精神病薬使用の実際 ➡(p.170)
2. 抗うつ薬使用の実際 ➡(p.174)
3. 抗不安薬使用の実際 ➡(p.177)
4. 抗てんかん薬使用の実際 ➡(p.178)
5. 漢方薬使用の問題点 ➡(p.181)

 注意

- 各薬剤群から1つだけ使い慣れた薬剤を作る！ その薬剤の使用に習熟する
- 抗精神病薬は少量から開始し，こまめに診察しながら漸増していくのが原則！
- 標的となる症状にマッチした薬剤の選択を忘れない！

※「薬の分量が記載されている場合は，1日量である」

1 抗精神病薬使用の実際

 ## 抗精神病薬の使用に慣れよう

　抗精神病薬は，主として統合失調症の妄想や幻覚などに対する治療薬である．これらの薬剤が認知症にみられる周辺症状に有効な場合があることから，薬剤の具体的な使用法をマスターしておくと認知症診療のスキルが広がる．

　抗精神病薬は，ハロペリドール（セレネース®）やチアプリド塩酸塩（グラマリール®）などに代表される定型抗精神病薬と，リスペリドン（リスパダール®）やクエチアピンフマル酸塩（セロクエル®），オランザピン（ジプレキサ®）などに代表される非定型抗精神病薬に大別される．精神神経科以外の先生方にとって抗精神病薬というと，怖い薬，使ったことがないから使えない，使いたくないとの思いが強いかもしれない．現在，精神疾患における薬物治療は，非定型抗精神病薬が主流になってきている．定型抗精神病薬に比して錐体外路徴候の発現が少ない，陽性症状ばかりでなく，意欲の減退や自閉などの陰性症状にも効果を期待できるなどの利点が挙げられる．抗精神病薬は，精神病症状（妄想や幻覚）や暴力行為に対して，リスペリドンならば1～2mg/日，オランザピンでは5～10mg/日で効果を示すと報告されている[1]．クエチアピンに関しては，有効あるいは効果なしの報告が混在しており，評価は定まらないようである．

　かかりつけ医の先生方には，非定型抗精神病薬のなかで，1種類だけを選んで使用されることをお勧めしたい．1種類の抗精神病薬を選んで，その使い勝手に慣れるようにするとよい．著者は，リスペリドンかクエチアピンのいずれかを上手に使用できればよいのではないかと考えている．

 ## リスペリドン使用の実際

　リスペリドンは，1mg錠の半分，すなわち，1回0.5mgから開始するとよい．鎮静作用があること，服薬後にふらつきなどの副作用が出現する可能性があることから，夕食後あるいは就寝前の服薬から始めるのが望ましい．数日あるいは最長でも1週後の再来を設定し，家族や周囲の人々に薬効を尋ねる．効果不十分と判断されるときには1mgに増量する（0.5mgずつ漸増する）．効果を期待できる事例では，服薬数日以内に改善傾向がみられることが少なくない．最大でも1日2mgに留めておくことを忘れないようにしたい．リスペリドンは，錠剤以外に細粒や内用液も使用可能である．ことの是非は別として，夜間に暴力行為や不穏を示す患

者さんに対して内用剤を夕食のみそ汁に混ぜて飲ませている家族もみられる．内用液を溶かす際，茶葉抽出飲料（日本茶，紅茶など）やコーラとの混合は含量を低下させる可能性があるのでこれらで希釈しないよう指導する．

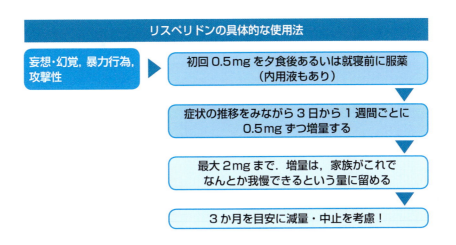

> **70歳，男性**
> **アルツハイマー型認知症で抑肝散からリスペリドンに変えて暴言や暴力行為がみられなくなった事例**
>
> 1年前から物忘れ症状がみられている．連れてきた家族が困っていることは，患者さんの退職金を妻が浪費している，財産が半分に減った，自分の口座から預金が勝手に妻の口座に変更されていると思い込んで執拗に妻を責める，ときには暴力行為に及ぶことである．患者さんの暴力が頻繁なので妻を一時退避的に入院させたが，病室でも妻をなじる行為がしばしばみられた．
> 抑肝散を投与したが全く効果がなく，リスペリドン（リスパダール®）2mgを夕食後と就寝前に1mgずつに分けて開始した．10日後の診察では，妻に対する被害妄想的言動はまだみられるが暴言や暴力行為はみられなくなってきた．

事例提示

すべての患者さんに上記の事例のようにリスペリドンが著効を示すわけではないが，患者さんによっては家族を悩ます暴言や暴力行為が軽減する場合もあるので一度は試みてもよい薬剤である．

クエチアピン使用の実際

クエチアピンは25mg錠（100mg錠もある）あるいは細粒を用いる．夕食後あるいは就寝前に半錠（12.5mg）あるいは1錠（25mg）の服薬から開始する．3日から1週間ごとに様子

をみながら半錠または1錠ずつ漸増し，1日最大量を100〜150mgに設定する．細粒ならば，10mg前後から開始し10mgずつ漸増する．夕食後（あるいは就寝前）1回か場合によっては朝夕の分服でもよい．本剤は，糖尿病患者さんには禁忌である．認知症を専門とされないかかりつけ医・非専門医の先生方が診療される患者さんには，糖尿病をもつ場合が少なくないので注意を要する．

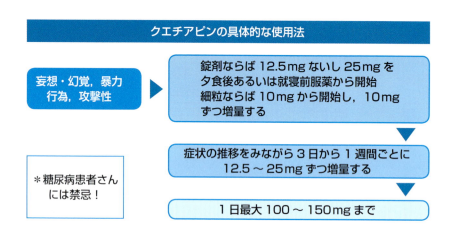

事例提示

82歳，女性
アルツハイマー型認知症で施設入所中に夜間不穏となった事例

「最近，毎日夕食後から不穏な状態になり，夜が更けていくに従って興奮状態となります．職員の声かけに全く耳を貸さず，昼間の○○さんとは別人のようになります．ある日には壁を叩いたり，"火が出る"と言って施設内をぐるぐる歩き回ったりしていました」（介護スタッフのメモから）．
この状態では施設生活の継続ができないと連れてきた家族から相談を受け，クエチアピン（セロクエル®）半錠（12.5mg）を夕食後に服薬するよう伝えた．1週間後，効果がないとのことで1錠（25mg）に増量し，さらに2錠まで増量を行った（夕食後2錠服薬あるいは夕食後と就寝前に1錠ずつの服薬を指示した）．
「夕食後に1錠と寝る前（20時30分）に1錠にしたところ，最初の10日間はよく寝ており不穏・興奮も減少していましたが，その後，1晩中良眠される日と1晩中不眠の日とが1日おきに生じています．現在は，夕食後に2錠の服薬に変更しました．最初の1週間こそ寝られない日もありましたが，今は1晩中良眠される日が続いています．興奮や不穏になることもありません」（介護スタッフのメモから）．

高齢者ではあるが，クエチアピンを慎重に使用した結果，周辺症状の軽減に繋がった事例である．

> **74歳，男性**
> **アルツハイマー型認知症でカルバマゼピンからクエチアピンに変更し有効であった事例**
>
> 2年前から認知症がみられていた．在宅で妻と2人で生活をしているが，暴言や威嚇行為が多い．デイサービス施設で介護スタッフを蹴飛ばすなどの暴力行為がみられることから家族が相談に来院した．
> 介護指導とともにカルバマゼピン（テグレトール®）100mgの夕食後服薬を開始した．1週後，少し穏やかになってきたとのことで100mgでの服薬を継続した．4か月後，易怒性が増悪したとのことで200mgに増量した．イライラが多い，「○○の奴がとんでもないことを言ってくる」などの妄想も活発になってきたので，クエチアピン（セロクエル®）25mg錠の夕食後服薬に変更した．
> 1週後に50mgに増量したところ，妻によるとだいぶ落ち着いてきて，易怒性は消失したとのことであった．ショートステイの利用も可能になり，施設でも大きな支障はみられなかった．

抗てんかん薬から抗精神病薬に変更することで周辺症状が軽減した事例である．

チアプリド使用の実際

　チアプリドは，かかりつけ医の先生方が最も使用している向精神薬ではないかと思われる．この薬剤は，効能・効果として「脳梗塞後遺症に伴う攻撃的行為，精神興奮，徘徊，せん妄の改善」に保険適用された唯一のものである．実際には脳梗塞後遺症のみならず，アルツハイマー型認知症などの周辺症状にも使用されている．1回25mg錠を1日3回使用する事例が多いようである．

　著者の印象では，1日75mgの使用にて鎮静がかかりすぎている事例がしばしばみられる．おそらく興奮や易怒性を対象に使用されていると思われるが，夕食後1回だけの服薬など投与量と投与回数を調整して使用すべきである．

2 抗うつ薬使用の実際

 ## どの抗うつ薬を用いるか？

　アルツハイマー型認知症では，うつ病・抑うつ状態を経過中に合併することが多い．また，アルツハイマー型認知症なのかうつ病なのか鑑別に苦慮する事例も少なくない．このようなとき，抗うつ薬をしばしば使用するが，認知症を専門とされない臨床医あるいはかかりつけ医の先生方にとっては，慣れない抗うつ薬の使用に躊躇することも多いと思われる．まずご自身で使い慣れた抗うつ薬を1種類もつようにするとよい．使用しやすい薬剤は，SSRIかSNRIであろう．SSRIならば，パロキセチン塩酸塩水和物（パキシル®）あるいは塩酸セルトラリン（ジェイゾロフト®），SNRIではミルナシプラン塩酸塩（トレドミン®）の使い方に習熟しておくとよい．これに鎮静効果の強いミアンセリン塩酸塩（テトラミド®）あるいはトラゾドン塩酸塩（レスリン®，デジレル®）のいずれかの使用法をマスターしておけばよい．

 ## パロキセチン使用の実際

　パロキセチンには10mg，20mg錠があるが，高齢認知症患者さんの場合，初期投与量10mgから開始し，1週ごとに10mgずつ漸増していく方法が安全といえる．うつ病・抑うつ状態では1日最大40mgまでの投与が認められている．ドネペジル塩酸塩（以下ドネペジルと略，アリセプト®）との併用に問題はない．以下にパロキセチンの具体的な使用方法と注意点を示した．

- 初期投与量は10mgで夕食後あるいは就寝前服薬とする
- 1回10mgと20mgいずれから開始しても副作用発現率に差はみられない．重度の場合には20mgから開始してもよい
- 1週間ごとに10mgずつ漸増する
- よくみられる副作用は，眠気，悪心，嘔吐，胃部不快である．副作用は，用量依存性に増加しない
- 効果発現までおよそ2週間かかることを介護家族に十分説明する
- 十分な用量を最低4週間（理想的には6〜8週間）投与してからその薬効を判定する
- 投与を中止する際，10mgずつ漸減すること．急激な中止は，退薬症候群を惹起することがある

（川畑信也：日常診療に役立つ神経・精神疾患のみかた．p.101，中外医学社，2007．より一部改変）

> **73歳，女性**
> **アルツハイマー型認知症で抑うつ状態にパロキセチンが有効であった事例**
>
> 70歳頃から物忘れが目立ち始め外出したがらなくなった．自ら抑うつ的な気分を訴えることはなく，われ関せずといった態度であった．問診では，診察当日の日時ならびに前日の夕飯の内容，結婚した年齢を答えることができなかった．MMSE 20点，HDS-R 18点であった．記憶障害ならびに見当識障害の存在からアルツハイマー型認知症初期の可能性を考えドネペジル（アリセプト®）の投与を開始した．初診6か月後頃から不眠の訴えがみられ睡眠薬を併用．気分がすぐれない，イライラする，食欲が減退してきたとの訴えもみられ始めたので抑うつ状態の合併を考えパロキセチン（パキシル®）10 mgの投与を開始した．30 mgまで増量した時点で抑うつ気分は改善し食欲も回復してきた．現在まで1年6か月経過をみているが笑顔がみられ気分は良好である．しかし記憶障害などの認知機能障害は緩徐に進行している．

セルトラリン使用の実際

セルトラリン25 mg錠を夕食後あるいは就寝前の服薬から開始し，1週間ごとに25 mgずつ漸増していく方法が一般的である．

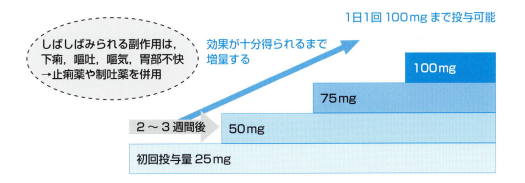

50 mgあるいは75 mg前後まで増量すると効果の発現がみられることが多い（服薬開始後2～3週後に該当する）．1日最大100 mgまで増量可能であり，1日1回の服薬でよいことから薬剤管理をしやすい．

服薬初期に軟便や下痢がみられることがあるので注意を要する．他剤との相互作用の少ない薬剤なので高齢者でも比較的安心して使用することができる．

中止する際には，25 mgずつ1～2週かけて漸減していく．突然の服薬中止は，不安や焦燥，興奮，頭痛，浮動性めまいなどの中断症候群を生じることがあるので徐々に減量するのが原則である．

> **初診時71歳，女性**
> **アルツハイマー型認知症の経過中の抑うつ状態にセルトラリンが有効であった事例**
>
> 1年前から物忘れに気づかれたが日常生活では大きな支障はない．検査の結果，アルツハイマー型認知症の初期を疑いドネペジル（アリセプト®）を開始した．初診から2年後，体調の不良を訴え，自信がない，食欲不振，外出を嫌がるなど抑うつ的な訴えが頻繁になってきた．セルトラリン（ジェイゾロフト®）25mgを開始，3週間後50mgに増量，さらに3週後75mgに増やした．夫によると，75mgになってから状態はよくなり食欲も出て，元気になっている．実際に実妹に誘われて久しぶりにバス旅行に出かけた．

ミルタザピン使用の実際

　2009年にわが国で上市されたミルタザピン（レメロン®，リフレックス®）は，ノルアドレナリン作動性・特異的セロトニン作動性抗うつ薬（NaSSA）である．1錠15mgを就寝前投与から開始し，症状の推移をみながら1〜2週ごとに15mgずつ増量（最大45mg/日）する．副作用に，傾眠や口渇，倦怠感，便秘などがある．著者の経験では，催眠効果を期待できるので就寝前の服薬によってベンゾジアゼピン系睡眠薬を併用せずにすむことが多いようである．

> **60歳，男性**
> **認知症かうつか判断困難な事例**
>
> 1年前から気力の低下がみられ，半年前に職場の異動があった頃から，口数が少なく物忘れが多くなってきた．通帳やかばん，財布の紛失がしばしばある．旅行先で風呂から自室に戻って来られなかったエピソードがある．異動以降，仕事が進まず支障をきたしている．診察では，表情に乏しく呆然とした様子であった．食欲は普通でおいしいと感じる，寝つきはよく不眠はない．仕事で楽しいことはないと述べていた．初診時，認知症かうつか判断できず，うつの治療を目的にミルタザピン（レメロン®）15mgから開始し，1週ごとに15mgずつ漸増し45mg/日 夕食後の服薬とした．2か月後，妻によるとやや活気が出て口数が増え，やる気が出てきたようである．ミルタザピンでうつ症状は改善してきたが依然として記憶錯誤が目立つ（2か月前に著者が作成した診断書を，別の病院で書いてもらったと述べるなど）．認知症も視野に入れ外来で抗うつ薬を継続しながら経過を診ている．

3 抗不安薬使用の実際

 ## 安易に抗不安薬を使用しない！

　認知症患者さんに不穏や不眠，落ち着かないなどの症状がみられると，エチゾラム（デパス®）やクロチアゼパム（リーゼ®）などの抗不安薬を処方される先生方が多いように見受けられる．日常臨床で使い慣れた薬剤なので処方される機会が多いものと思われる．著者が観察する限り，これらの抗不安薬は不安や不眠などが強い認知症患者さんにはあまり効果を発揮していない印象がある．また，夜間せん妄や暴力行為，妄想など顕著な周辺症状にはほとんど効果を期待できない．むしろ，不安や不眠が軽度の事例や高齢患者さんの場合などに注意して使用すると効果を期待できるようである．著者は，認知症の経過中に不安症状や落ち着かない症状がみられるとき，ロラゼパム（ワイパックス®）をしばしば使用している．

 ## ロラゼパム使用の実際

　ロラゼパムは，ベンゾジアゼピン系抗不安薬で，0.5mg錠と1mg錠がある．不安症状が軽い場合には1日1.5mg分3，やや重いと判断するときは1日3mg分3から開始する．緊急を要さないときには1日3回の服薬でも構わないが，不安症状が強いときやパニック発作時には内服より舌下使用のほうが速効性を示すことから，著者は0.5mg錠の舌下を指示することが多い．効果のない場合は15分前後にさらにもう1錠舌下を追加する．

> **事例提示**
>
> **87歳，男性**
> **高度アルツハイマー型認知症，便秘から不安症状が生じ行動障害が顕著となった事例**
>
> 1年前からドネペジル（アリセプト®）5mg錠を服薬し安定していた．排便が3日ほどないことを契機に落ち着かなくなってきた．一晩に10回以上トイレに行くために家族を起こす．何回も浣腸を家族に頼む．一過性の状態で経過につれ安定してくる可能性が高いことを家族に説明したが，家族全員が夜寝られなくて困るとのことで，就寝前にゾルピデム（マイスリー®）5mgを開始した．4日後，睡眠が十分確保されたことで症状は軽減した．不安症状が軽度の場合には，ベンゾジアゼピン系抗不安薬でも十分効果を期待できる．服薬は短期間で切り上げるよう心がける．

4 抗てんかん薬使用の実際

感情の安定を目的に抗てんかん薬を使用する

　認知症診療のなかで，興奮や不穏，暴力行為などへの対策を家族からしばしば相談されることがある．薬物療法としては，抗精神病薬や抗てんかん薬が効果を期待できる薬剤である．しかし，認知症を専門とされない臨床医あるいはかかりつけ医の先生方にとって抗精神病薬は使用しにくい薬剤かもしれない．このとき，抗てんかん薬が感情安定薬として働くことを覚えておくとよい．抗精神病薬よりもはるかに使用しやすい薬剤かもしれない．日常診療では，バルプロ酸ナトリウム（デパケン®，バレリン®，セレニカR®など）あるいはカルバマゼピン（テグレトール®）の使用法に慣れておくとよい．

　バルプロ酸ナトリウムは，介護者の負担が大きい焦燥，興奮，攻撃性に有効性を期待できる．安全性からみると重篤な副作用が少なく比較的使用しやすい薬剤である．有効性を示す量は1日100〜600mgの範囲と考えられる．カルバマゼピンは，1日100〜300mgの範囲で使用する．

バルプロ酸ナトリウム使用の実際

　バルプロ酸ナトリウムは，錠剤（100mg，200mg），徐放錠，細粒，シロップなど剤型が多彩なことから，患者さんの状況に合わせた剤型の選択が可能である．1日100〜200mgから開始し，病像をみながら1日50〜100mgずつ増量していくとよい．てんかん治療としての用量・用法をみると，1日400〜1,200mgを1日2〜3回の分割投与となっているが，実際には1日1回の投与でも有効血中濃度の維持が可能とされることから，介護者の薬剤管理負担を考慮し1日1回の投与が望ましい．無理なときでも1日2回までの服薬回数にしておきたい．徐放錠は，1日1回の投与ですむことから家族が服薬介助のできる時間帯に飲ませるとよい．著者の経験では，1日200〜300mg前後で有効性を示す場合が多いようである．

　出現頻度は少ないが，患者さんによっては副作用として食欲不振がみられることがある．この副作用を利用して認知症が進み，過食傾向を示す患者さんに投与すると有効な場合がある．注意すべき副作用として高アンモニア血症と肝機能障害，血小板減少症が挙げられる．眠気に対しては夕食後あるいは就寝前の服薬で対応するとよい．

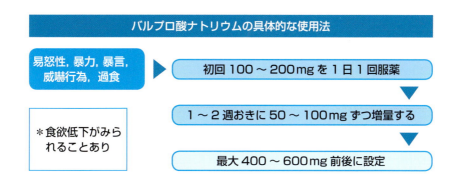

事例提示

75歳，男性
他院でアルツハイマー型認知症と診断されバルプロ酸を処方した事例

ドネペジル（アリセプト®）を投与されたが消化器系副作用のために服薬ができず中止となった．妻によると，多弁で興奮することが多い．デパートなどで大声をあげる．じっとしていられない．物忘れが著明で朝の出来事を昼になると覚えていない．著者の外来を受診後，鎮静目的にて抑肝散を使用したが効果はみられなかった．そこでバルプロ酸ナトリウム（バレリン®）1錠（200mg）から投与を開始し，3錠まで増加したところ落ち着いてきた．初診時には診察を待てず頻繁に診察室に勝手に入ってくる行動障害がみられたが，現在はだまって診察の時間を待てるようになった．しかし相変わらず物忘れは顕著で1時間前のことを忘れてしまうことが多い．

カルバマゼピン使用の実際

　カルバマゼピンには錠剤（100mg，200mg）と細粒（50％）があるが，認知症でみられる周辺症状の治療では服薬量の微妙な調整が必要なことから，細粒を使用するのがよい．初回量として1回50～100mgを就寝前服薬から開始する．なぜ就寝前かというと，服薬にてふらつきがみられることがあるので，就寝前の使用がより安全と考えられるからである．その後，患者さんの状態をみながら50～100mgずつ漸増していく．著者は，1日最大量を300～400mgに設定している．患者さんが服薬に慣れてきた時期では朝夕に分けて投与してもよい．重篤な副作用として，薬疹や血球減少症がみられるので注意を要する．

薬物療法編　XII その他の薬剤

カルバマゼピンの具体的な使用法

易怒性，暴力行為，
暴言，威嚇行為
▶
1 回 50 〜 100 mg を
夕食後あるいは就寝前から開始

▼

1 〜 2 週おきに 1 回 50 mg ずつ増量する

▼

最大 1 日 300 〜 400 mg　朝夕分服可
1 回 50 mg を 1 包とし頓服も有効

▼

過鎮静に注意！ 家族がなんとか我慢できる
量に留める

事例提示

81 歳，男性
3 年前アルツハイマー型認知症と診断されカルバマゼピンを処方した事例

ドネペジル（アリセプト®）を服薬中である．3 か月前に慢性硬膜下血腫の手術を受けた頃から歩行が不安定になってきた．家族が車の運転を心配し，妻と娘が運転禁止を患者さんに伝え自家用車を廃棄処分にした．車を勝手に処分されたことで患者さんが激怒し，妻に暴言，威嚇が頻繁になってきた．あるときには首を絞められるなど身の危険を感じて妻がホテルに避難したこともある．家族からの相談でカルバマゼピン（テグレトール®）50 mg の投与を開始した．2 日間は変わらなかったが，服薬 3 日目 100 mg にしたらおとなしくなった．現在，患者さんの状態をみながら，家族が50 〜 150 mg の範囲で服薬量を調整している．

74 歳，男性
70 歳頃から物忘れに気づかれ，1 年前から症状が悪化している事例

現在，午後 8 時半に布団に入るが午前 1，2 時には覚醒する．妻が寝るように言うが寝ないで騒ぐ．注意すると大声をあげて怒り出す．近医でリルマザホン（リスミー®）が処方されたが，効果がないとのことで紹介されてきた．カルバマゼピン（テグレトール®）50 mg を夕食後の服薬から開始した．1 週後に 100 mg，2 週後に150 mg に増量した．この時点で夜おとなしく寝てくれることが多くなり，夜間自宅内をウロウロすることもなくなってきた．

カルバマゼピンで夜間の不穏や不眠，易怒性が改善した事例である．

180

5 漢方薬使用の問題点

 ## 抑肝散について

　最近,「抑肝散がアルツハイマー型認知症に効果を示すと聞いたので投薬を希望したい」と訴え著者の開設する物忘れ外来を受診する家族がみられる．介護スタッフにも同様の考えをもつ者が少なからずみられる．また,認知症を専門とされない先生方のなかにもドネペジル塩酸塩（以下ドネペジルと略,アリセプト®）に抑肝散 7.5 g を併用している方がしばしばみられる．家族に尋ねると,患者さんに易怒性などの症状がないにもかかわらず,アルツハイマー型認知症と診断後,ドネペジルと抑肝散が同時に開始されたとのことであった．いずれも誤った考えである．抑肝散がアルツハイマー型認知症自体に効果を示す科学的なデータはない．

　抑肝散は,認知症でみられる易怒性や不穏などの症状に効果を示すことを確かに経験する．しかし,効果を示さない患者さんもまた数多くみられる．さらに速効性がないことから,今晩なんとかしてほしい,早く症状を軽減してほしいと家族が希望する事例には適応できない．

 ## 抑肝散使用の実際

　実際の臨床の現場では 1 回 2.5 g を 1 日 3 回服薬している事例が多いようである．しかし,著者は,この方法が必ずしも最良の投与法とは考えていない．対象とする患者さんの病像をよく観察し,1 日 2 回や就寝前 1 回の服薬,頓服など多様な服薬方法があるはずである．以下に,1 日 1 回半包だけで著明な効果をみられた事例を提示する．

> **事例提示**
>
> **83 歳,女性**
> **レビー小体型認知症で抑肝散半包だけで夜間不穏が改善した事例**
>
> 連れてきた娘によると物忘れ外来受診の半年前から幻視が出現してきた．ほうきを赤ん坊と間違える,孫に（その）孫はどこに行ったと尋ねる,いろいろな人が見える．夕方から夜にかけて幻視がひどい．5 か月前に総胆管結石で入院した際,幻視と不穏が顕著で強制退院になった．2 週間前に心療内科でオランザピン（ジプレキサ®）5 mg が処方されたが興奮がひどくなり 2 日間で中止した．その後,抑肝散 7.5 g 分 3 に変更されたが,今度は 1 日中寝ている状態になった．著者の物忘れ外来でレビー小体型認知症と診断後にドネペジル（アリセプト®）3 mg を開始し,服薬可能

なことを確認後 5 mg に増量した．ドネペジル投与で幻視はほとんど消失した．さらに夜間やや落ち着かない，不眠とのことで抑肝散半包（1.25 g）を就寝前に服薬するよう指示したところ，夜間良眠が可能になった．家族の負担もほとんどない．

　前医で正確な診断が下されず，鎮静目的で投与された抗精神病薬に過敏性がみられた事例である．次いで定型的に抑肝散が3包（7.5 g）分3を処方され過鎮静をきたしたものである．われわれ医師は患者さんの病像を正確に把握し，薬物療法を適切に進めるようにしたい．抑肝散を使用する場合，1日3包分3と杓子定規に処方するのではなく，1日1～3包，場合によっては半包，頓服など多様な選択肢を考えながら投与を行えばより有効な薬効を期待できる．

漢方薬にも副作用はみられる

　漢方薬にも副作用があることを忘れないようにしたい．抑肝散で低カリウム血症がみられることはよく知られた事実である．ほかに浮腫や発疹などもみられる．著者の経験したアルツハイマー型認知症患者さんで暴言，暴力が頻繁なので抑肝散を開始しようとしたとき，妻から前医で抑肝散が出され，全身に蕁麻疹が出て難渋したので絶対いやだと言われたことがある．

86歳，女性
3年前に他院でアルツハイマー型認知症と診断され，抑肝散で副作用が出た事例

ドネペジル（アリセプト®）が開始され，その後継続投与されていた．物忘れ外来紹介の1か月前から夜寝ない，寝室に誰かがいる（幻視）と騒ぎ始めた．昼はデイサービスを楽しく利用しており施設ではとくに大きな問題はない．自宅では多弁で独語も多い．物盗られ妄想もみられる．アルツハイマー型認知症を背景に夜間せん妄を生じたものと診断した．抑肝散3包を処方し，患者さんの状況に合わせて服薬させるよう家族に指示した．4日後の再来では，薬の副作用が怖いので，夜1包だけ飲ませているとのことであった．2週後の診察では，無断外出や夜間尿失禁，寝ない，明け方騒ぐなどの症状が活発なことから1日3回の服薬（朝昼は半包でも可）を指示した．1日3回の服薬後，家族から顔と下肢に浮腫が出現してきたとの連絡があり抑肝散の副作用と考え服薬中止を指示した．

---

 1) Liperoti R, et al.：Antipsychotics for the Treatment of Behavioral and Psychological Symptoms of Dementia（BPSD）. Curr Neuropharmacol, 6（2）：117-124, 2008.

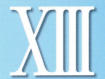

アルツハイマー型以外の認知症の薬物療法

ここでは，非専門医の先生方が臨床現場で診る機会の多い2つについてのみ解説する

1 血管性認知症の薬物療法 ➡ (p.184)

2 レビー小体型認知症の薬物療法 ➡ (p.186)

 注意
- ▶ レビー小体型認知症ではドネペジルは3通りの薬効を示す．タイプに応じたドネペジルの使用を工夫することが大切！
- ▶ 血管性認知症の多くは，脳血管障害を伴うアルツハイマー型認知症かも？ アルツハイマー型認知症の併存を疑うときにはドネペジルの使用を考える

※「薬の分量が記載されている場合は，1日量である」

1 血管性認知症の薬物療法

 ## 抗認知症薬の効果

　血管性認知症では，①大脳皮質におけるアセチルコリン欠乏，②脳虚血におけるグルタミン酸過剰による神経毒性が想定される．ここから血管性認知症に対する抗認知症薬として，①コリンエステラーゼ阻害薬，② N-methyl-D-aspartate（NMDA）受容体拮抗薬の有効性が期待されるが，いずれも2010年4月現在わが国では血管性認知症に対して保険適用を認可されていない．アルツハイマー型認知症病変の有無にかかわらず，血管性認知症では脳内アセチルコリンが低下していること，コリン作動性脳組織は虚血に脆弱なこと，海馬の萎縮が血管性認知症でも認められることから，コリンエステラーゼ阻害薬の有効性が報告されている．純粋な血管性認知症を対象にドネペジル塩酸塩（以下ドネペジルと略，アリセプト®）の効果を検討したプラセボ対照二重盲検試験が海外で報告[1,2]されている．いずれもドネペジル投与群（5mg，10mg投与群）でプラセボ群と比べて認知機能ならびに全般性評価を示す clinician's interview-based impression of change plus caregiver input（CIBIC-plus）で有意な改善効果が得られている．

　NMDA受容体拮抗薬であるメマンチン塩酸塩では，プラセボを対象に検討された報告が2編[3,4]みられる．いずれもメマンチン塩酸塩投与群での有効性が示されている．

　コリンエステラーゼ阻害薬あるいはメマンチン塩酸塩が血管性認知症に対して一定の効果を期待できることは明らかなようであるが，現在，血管性認知症に対して両剤の使用を認可している主要な諸外国はないようである（ドネペジルは，インド，ニュージーランド，タイ，韓国など6か国で血管性認知症に対する適用を取得しているようである）．興味のある先生は章末の文献を参照されたい．

 ## 薬物療法の実際

　血管性認知症にみられる中核症状に対する薬物療法は確立していない．しかし，著者は，血管性認知症の多くは"脳血管障害を伴うアルツハイマー型認知症"ではないかとの立場から，このような患者さんにドネペジルの投与を積極的に行っている．ドネペジルの使用方法は，アルツハイマー型認知症の場合と全く同様である．

　血管性認知症では，症状悪化の原因となる脳血管障害の再発作を予防することが最も重要である．脳梗塞の病型に則した薬物療法を行うことが当然必要になってくる．

1 血管性認知症の薬物療法

> **79歳，男性**
> **脳血管障害を伴う認知症の事例**
>
> 妻と息子の嫁に連れられて物忘れ外来を受診．既往歴として糖尿病，脳幹梗塞（左不全片麻痺）がみられる．4，5年前からたまに夜間徘徊や不穏があった．初診の2，3か月前から夜間トイレを探して家中をウロウロする，トイレ以外で排尿する，自宅にいるのに「家に帰る」と言い張るなどの行動障害がみられ始めた．家族が最も困っているのは易怒性が目立つことで，デイサービスで怒りっぽい，妻に暴力行為がみられることである．神経学的には軽度構音障害と左不全片麻痺を認める．MRIでは，右橋に陳旧性脳梗塞がみられるのみである．臨床像で脳血管障害の既往とともに認知症がみられることから血管性認知症を考えがちである．しかし，本事例では脳幹に脳梗塞が存在するのみであり，認知症の原因としてはアルツハイマー型認知症が想定された．
>
> 脳血管障害を伴うアルツハイマー型認知症と診断後にドネペジル（アリセプト®）の投与を開始した．以下に示すようにMMSEなどのテスト式認知機能検査の改善とともに易怒性や暴力行為，夜間徘徊などの周辺症状も軽減・消失してきた．ドネペジルが周辺症状に効果を示したと考えられる事例である．

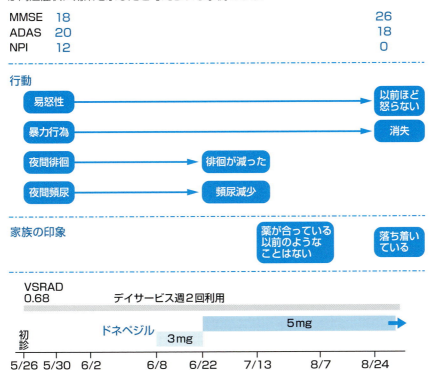

薬物療法編　XIII アルツハイマー型以外の認知症の薬物療法

2 レビー小体型認知症の薬物療法

薬物療法をどう考えていけばよいか？

　レビー小体型認知症と診断後，薬物療法を開始する際にどの薬剤を選択するかを考える．レビー小体型認知症で治療の対象となる主な症状は，①認知機能障害，②家族や周囲が困る行動障害・精神症状（とくに幻視や妄想），③パーキンソン症状の3つである．薬物療法を開始する際，まず標的とする症状はどれかを決定することが重要である．

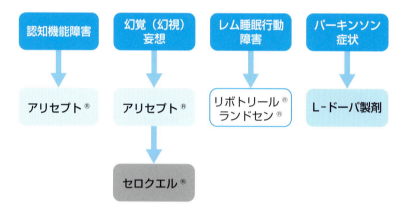

　認知症診療では，認知機能障害の進展抑制が第一義であろうかと思われるが，レビー小体型認知症では，アルツハイマー型認知症以上に行動障害・精神症状が主要症状（表現を変えると家族や周囲が困る症状）になることもあるので，抗認知症薬よりもまず向精神薬が最初に選択される事例も想定される．動作緩慢や転びやすいなどのパーキンソン症状が目立つレビー小体型認知症では，抗パーキンソン病薬を第一選択薬としてもよいが，著者は，初診のレビー小体型認知症に抗パーキンソン病薬を第一選択薬として使用したことはほとんどない．レビー小体型認知症と診断後，臨床経過に伴ってパーキンソン症状が顕在化あるいは悪化してきたとき，抗認知症薬に抗パーキンソン病薬の併用を開始することが多い．

抗認知症薬としてどれを選択するか？

　現在，わが国ではアルツハイマー型認知症の治療薬として4剤が発売されているが，先発品のアリセプト®のみがレビー小体型認知症に対して保険適応を2014年9月に取得しているので，保険診療の視点からはアリセプト®が第一選択薬といえる（後発品はレビー小体型認知症

には適応をもたないので要注意). 海外では, リバスチグミン (リバスタッチ®パッチ, イクセロン®パッチ) の有効性を指摘する文献[5]もみられるが, わが国で処方する際には適応外使用になることを忘れないようにしたい. ガランタミン (レミニール®) に関しては, オープンラベル試験のみであり有効性に関してはよくわからない.

◈行動障害・精神症状に使用する薬剤は？

行動障害・精神症状に対してもコリンエステラーゼ阻害薬が有効性を示すことがあるので, まずコリンエステラーゼ阻害薬, とりわけアリセプト®あるいはリバスチグミン (保険適応外) のいずれかを処方するとよい. 特にアリセプト®は適応拡大を受けたことから (後発品には適応がないことに注意), 行動障害・精神症状の治療に対しても今後は第一選択薬になる可能性が高い.

抗精神病薬を使用する際には, 非定型抗精神病薬のなかでクエチアピン (セロクエル®) が最も不都合な状態を生じにくいといわれ, レビー小体型認知症のガイドラインでもクエチアピンの使用が推奨されている. クエチアピンとオランザピン (ジプレキサ®) は糖尿病患者さんには禁忌となっているので, 糖尿病をもつレビー小体型認知症にはそれ以外の非定型抗精神病薬を使用することになる.

そのなかでリスペリドン (リスパダール®) あるいはアリピプラゾール (エビリファイ®) は錐体外路徴候 (パーキンソン症状) の悪化を招く可能性があるので使用に慎重さを要する.

抑肝散も選択肢の1つになるが, レビー小体型認知症では最初から1日7.5g分3を処方してはならない. まず, 1日1回夕食後あるいは就寝前に2.5gを処方し臨床効果を観察すべきである. なぜならば1日1回2.5gでも十分効果を期待できることが少なくないからである. 効果不十分の場合にのみ1日2回に増やすようにする.

◈パーキンソン症状に対する薬物療法は？

パーキンソン症状に対しては, 原則L-ドーパ製剤を選択するとよい. いわゆるパーキンソン病に使用する場合の半量程度から開始し, 維持量はやや少なめにするよう心がける. ドパミン受容体作動薬やMAO-B阻害薬などは行動障害・精神症状の悪化を招くおそれがあるのでレビー小体型認知症には使用しないのが原則といえる. かかりつけ医・非専門医の先生方のなかにはパーキンソン病の治療にあまり慣れていない先生もおられると思われる. そのような場合には, 認知症専門医療機関あるいは神経内科に紹介するほうがよいかもしれない.

◈薬物療法に際して薬剤過敏性には要注意！

レビー小体型認知症の薬物療法に際して, 注意しなければならないことの1つに患者さんが示す薬剤への過敏性がある. 神経あるいは精神に作用する薬剤に対して, 易怒性の増悪や不穏, 興奮, パーキンソン症状の悪化などのように患者さんに不都合な状態を惹起する可能性が想定される. アルツハイマー型認知症では, 原則として薬剤自体の副作用以外には不都合な状態を呈することは少ない. レビー小体型認知症と診断した患者さんに薬物療法を適応する場合, すべての患者さんでこの薬剤過敏性が生じる可能性を想定したうえで, 処方を行うようにしたい. 服薬前にこの薬剤過敏性を予測することは不可能である. したがって, 患者さんごとに注意深く観察しながら薬剤を使用していくべきである.

ドネペジル使用の実際

　レビー小体型認知症では，アルツハイマー型認知症以上に脳内アセチルコリン活性の低下がみられることから，ドネペジルの効果を期待できるといわれている．著者の印象では，ドネペジルの効果として，①アルツハイマー型認知症と同様の反応を示すタイプ，②（少量でも）著効するタイプ，③過敏に反応するタイプの3つに分かれるように感じている．①は，ドネペジル3mgから5mgに増量しても行動面を含めて大きな変化あるいは目に見えた改善がみられないタイプである．②では，5mgに増量することで行動障害・精神症状やテスト式認知機能検査の結果が著明に改善するものである（事例によっては3mgの段階ですでに効果を示す）．このタイプでは，家族がびっくりするほどの改善を示し，診察室でも劇的な改善効果について報告してくれることが多い．問題は③の場合である．つまり，ドネペジル3mgを服薬するだけで不穏や興奮などの精神症状やパーキンソン症状の悪化を示し，とても5mgまで増量することができないタイプである．ドネペジルが不穏や興奮などを惹起する薬剤と誤解されている一因として，③のタイプのレビー小体型認知症がアルツハイマー型認知症と誤診されている可能性が高い．

　ドネペジル投与前に3つのタイプを見分けることが困難なことから，著者は，レビー小体型認知症と診断した患者さんにはドネペジルを細粒で処方し慎重に薬効を診ていくようにしている．①と②の場合には問題なく細粒を服薬できるはずである．③の場合にもこの処方で対応可能といえる．家族には「レビー小体型認知症では，ドネペジルに過剰に反応する患者さんがいます．ですからまず3mgを細粒で出しますから，1包を注意深く飲ませて下さい．落ち着かない，怒りっぽいなどよからぬ症状が出てきたら，半包（1.5mg）に減らして飲ませて下さい．それでも駄目なときには服薬を中止し，私に電話を入れて頂くか外来を受診して下さい」と伝えるようにしている．3mg細粒で支障がなければ次回も細粒で5mgを処方する．なぜ5mgも細粒かというと，3mgを服薬できても5mgに増やした結果，不穏や興奮などの症状が出てくる可能性があるからである．細粒ならば不都合な症状が出てきてもすでに3mgでの服薬が可能なことは確認されているので，半包（2.5mgに相当）あるいは2/3包（3.3mgに相当）を服薬するよう指導すればよい．5mg細粒で問題なければ，次回の外来では細粒のままか口腔内崩壊錠（D錠）に変更してもよい．

抗パーキンソン病薬使用の実際

　動作緩慢や筋強剛に対する抗パーキンソン病薬使用の是非は確定していないが，著者の印象では，これらの運動障害に対してある程度の効果を期待できる事例が存在するようである．使用する薬剤は，L-ドーパ製剤である．L-ドーパ製剤以外の抗パーキンソン病薬，つまりドパミンアゴニストあるいはアマンタジン塩酸塩，セレギリン塩酸塩などは使用を避けるべきとの意見がみられる[6]．

　L-ドーパ製剤の投与量は，パーキンソン病患者さんの場合の半量程度が妥当ではないかと

著者は考えている．つまり，1日100〜150mgを分2〜分3で処方するようにしている．この程度の量ならば，認知症などに影響を与えることなしに運動障害の改善を期待できる．

 ## 抗精神病薬はどれを使用するか？

レビー小体型認知症では，向精神薬に過剰な反応を示す危惧が高いことから，行動障害・精神症状に対して向精神薬の使用は慎重に行いたい．チアプリド（グラマリール®）などの定型抗精神病薬は，薬剤過敏性の可能性がより高いのでレビー小体型認知症には使用しない．非定型抗精神病薬のなかでは，クエチアピン（セロクエル®）がパーキンソン症状の悪化をきたしにくい，使用しやすい薬剤といわれている．クエチアピンを少量（10mg前後）から開始し注意深く漸増していくのがよい．

> **85歳，女性**
> **8か月前から精神症状がみられる事例**
>
> 気分が落ち込む，憂うつな気分が多い，食べたくない，死にたいと言い，遠方の息子を呼んでくれと訴えることが多くなってきた．物忘れも多少はみられると家族は述べていたが，物忘れ外来初診の段階では抑うつ状態と診断し，セルトラリン（ジェイゾロフト®）を1日25mg錠から開始し75mgまで漸増した．その時点で食欲不振やイライラ感は改善してきた．
>
> その後，歩きにくい，手が震える，巧緻運動ができないなどの訴えがみられ，パーキンソン病を視野に抗パーキンソン病薬（L-ドーパ製剤）を開始した．2か月後，運動障害は改善傾向にあったが，「自分は120歳になった」などつじつまの合わない話がみられ始めた．認知症を疑い施行したHDS-Rでは総得点が17点であった（20点以下は認知症疑い）．家族にさらに詳しく病状を尋ねると，運動障害や物忘れ症状に動揺性がみられることが判明した．この時点でレビー小体型認知症を強く疑い，ドネペジル（アリセプト®）3mgを開始した．3mgでとくに変化がなかったので5mgに増量した．ドネペジル服薬開始時には歩行も困難で自宅内を這うのが精一杯であったが，1か月後には家族が片手を添えれば歩行は可能になり起居動作も比較的スムーズになってきた．さらに妄想も減少してきた．

抑うつ状態からパーキンソン症状を経て最終的には，レビー小体型認知症と診断した事例である．どの薬剤が効果を示したのか？ 抗パーキンソン病薬投与のときには症状に大きな変化はなかったが，ドネペジルを加えてから症状が劇的に改善したことから，レビー小体型認知症にドネペジルが著効することを実感した事例である．

事例提示

84歳，女性
1年前にデイサービス介護スタッフからパーキンソン病ではないかと指摘された事例

物忘れ外来受診の2か月前から室内に動物（たとえば，蛇）が見える，布団の上に子供が寝ているなど幻視の訴えがみられ始めた．症状に動揺性がみられ夕方になると幻視の訴えが多い．診察では，表情は乏しく四肢に軽度筋強剛を認めた．動揺する認知症と幻視，パーキンソン症状からレビー小体型認知症と診断し，ドネペジル（アリセプト®）3mg細粒の朝食後服薬を開始した．2週後，ドネペジルは飲めるがとくに症状に変化はなかったので5mg細粒に増量した．1か月後の診察では，患者さんは「犬は見えなくなってきた，頭がすーっとなってきた」．家族によると，「妄想は減ってきた，夜はおとなしい，気持ちが悪いと言うのでアリセプト®は2/3に減らしている，寝言が多い」とのことであった．歩行は，自宅内を伝い歩きが可能な程度である．5か月後の時点で，前屈姿勢が目立ち歩行もより困難になってきたことから，L-ドーパ製剤（イーシー・ドパール®）150mg分3をドネペジルと併用開始した．3週後の診察では，小股であるが独歩は可能，歩行時の腕振りもみられるようになった．家族によると，自宅内でスムーズに移動できるようになったので介護が楽になったとのことであった．患者さんは，「変な物が見えなくなり，頭がはっきりしてきた」と述べていた．

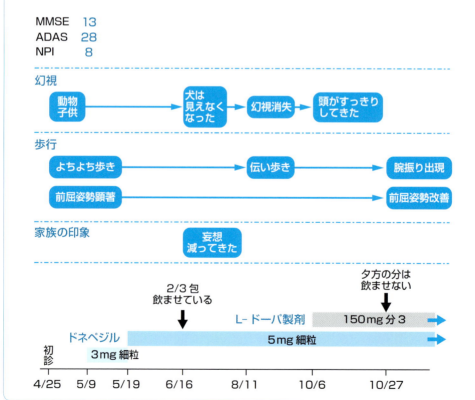

この事例は，レビー小体型認知症の薬物療法が成功した典型例である．レビー小体型認知症と診断後，まずドネペジル3mgから開始した．特別な副作用などがないので5mgに増量後に幻視が軽減したのはドネペジルの効果と考えてよい．その後，パーキンソン症状の悪化がみられたのでL-ドーパ製剤を併用し，症状の顕著な改善を確認できた．L-ドーパ製剤は，効果がみられた量で留めておくのがポイントである．仮に増量する際には，50mgずつ漸増するのがよい．

> **事例提示**
>
> **80歳，女性**
> **ドネペジルが著効を示したレビー小体型認知症の事例**
>
> 3年前にパーキンソン病と診断された．物忘れ外来受診の1年前から理解力の低下，とんちんかんな返答が多くなってきた．半年前から夫を死んだ実父と間違える．自発性の低下や意欲の減退が目立ってきた．外出時迷子になり5時間ほど行方不明になったこともある．症状に動揺性がみられ，調子の良し悪しがはっきりしている．診察では，仮面様顔貌でふるえるような発語がみられた．頭部に振戦があり，動作緩慢で小股歩行が認められた．レビー小体型認知症と診断しドネペジル（アリセプト®）の細粒を開始した．

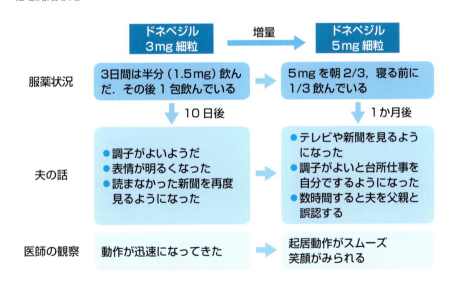

> 初診時に施行したMMSEは10点であったがドネペジル開始35日目には同テストが21点に改善していた．

　ドネペジルが，臨床症状ならびにテスト式認知機能検査の成績を著明に改善させた事例である．

1) Wilkinson D, et al.：Donepezil in vascular dementia：a randomized, placebo-controlled study. Neurology, 61（4）：479-486, 2003.
2) Black S, et al.：Efficacy and tolerability of donepezil in vascular dementia：positive results of a 24-week, multicenter, international, randomized, placebo-controlled clinical trial. Stroke, 34（10）：2323-2330, 2003.
3) Orgogozo JM, et al.：Efficacy and safety of memantine in patients with mild to moderate vascular dementia：a randomized, placebo-controlled trial（MMM300）. Stroke, 33（7）：1834-1839, 2002.
4) Wilcock G, et al.：A double-blind, placebo-controlled multicentre study of memantine in mild to moderate vascular dementia（MMM500）. Int Clin Psychopharmacol, 17（6）：297-305, 2002.
5) The Movement Disorder Society Evidence-Based Medicine Review Update：Treatment for the Non-Motor Symptoms of Parkinson's Disease. Movement Disorders 26：S42-80, 2011
6) McKeith IG, Gauthier S：Pharmacological treatment of dementia with Lewy bodies. Dementia with Lewy Bodies and Parkinson's Disease Dementia, John O'Brien, et al.（ed）, 183-192, Taylor & Francis, 2006.

レビー小体型認知症の治療に関してさらに知りたい方は，拙書　かかりつけ医・非専門医のためのレビー小体型認知症診療．南山堂，2015．を参照されたい．

XIV

家族への説明の実際

1. 介護の原則を説明する → (p.194)

● 各認知症についての説明
2. アルツハイマー型認知症の説明 → (p.196)
3. レビー小体型認知症の説明 → (p.201)
4. 血管性認知症の説明 → (p.202)

5. 解決策を見出せない問題を相談されたとき → (p.203)

注意
- 各認知症疾患の病態や治療方針をわかりやすく解説できるスキルを身につけることが重要！
- 介護家族が医師に求めるのは介護の指導．認知症非専門医でも最小限の介護指導の知識をもちたい！

介護指導編　XIV 家族への説明の実際

1 介護の原則を説明する

 ## 認知症は脳の病気であることを理解してもらう

以下は，介護の原則を示したものである．

- 認知症は脳の病気であるという認識を介護家族全員が共有する．決して性格や歳のせいとして片づけてはならない
- 叱る，怒る，なじる，ばかにする，教育しようとするなどの接し方は不適切
- 介護家族や周囲の人々は，患者さんの世界，つまり患者さんが考えていること，感じていることを推測し理解するよう努める
- すでにできなくなった生活能力を用いなければならない機会を減らすこと，残っている機能を最大限発揮できるよう働きかけを行うこと
- 患者さんができなくなってきたことを介護家族や周囲の人々が支援する，手助けする姿勢が大切．このとき，患者さんの気持ちを傷つけないような対応が求められる
- 介護に完璧さを求めないこと．介護する家族も精神的，身体的な負担は大きい

認知症は，"脳の病気である"との認識を介護家族全員が共有するよう指導する．患者さんが示す物忘れやとんちんかんな言動や行動は歳のせい，性格のせいではなく，脳の病気から生じていることを正しく理解してもらうことが重要である．病気であることを理解できれば，患者さんの言動や行動を叱る，怒る，なじる，ばかにするなどの接し方はしないであろうし，逆に病気であるとの視点から適切な対応が期待できる．

 ## 患者さんの世界と家族の世界にはギャップがある

患者さんが感じていること，経験したと考えていることと家族のそれらとの間には齟齬（そご）が存在することを介護家族に是非説明したい．たとえば，患者さんが前日不要で高価な品物を購入した場面を考えてみる．家族は，なんでそんな品物を買ってしまったんだろう，無駄なことをした，困ったことだと感じるだろう．一方，患者さんの世界では，そんな物を買った覚えはない，高価な品物を自分が買うわけはないと思っているのである（記憶障害のために前日の行動を忘れている）．家族が患者さんの行動を注意する，あるいはとがめると，患者さんの世界では，なぜ自分が怒られるのだろう，自分は何も買っていないのに変な言いがかりをつけられていると感じるかもしれない．患者さんの世界と周囲の人々の世界に齟齬，ギャップが存在するのである．

194

この齟齬を理解できないと，その後の上手な介護，適切な対応は進まない．介護家族に，このように具体的な場面を示し，患者さんの世界，つまり患者さんが考えていること，感じていることを推測し理解するよう指導する．

患者さんができることと，すでにできなくなったことを見極める

適切な介護を進めるうえで，患者さん自身がいまだできることと，すでにできなくなったことを見極めることが重要である．認知症では，一度失われた機能を元に戻すことは困難とされる．すでにできなくなった生活能力を用いなければならない機会を減らすこと，残っている機能を最大限発揮できるよう働きかけを行うことが大切であると介護家族に説明する．できなくなったことを周囲の人々が手助けする，支援する，一緒にしようと誘うなどの対応が認知症介護に求められることである．

介護に完璧さを求めないことを強調する

介護のゴールは患者さんの死である．発症年齢にもよるが，介護が十数年あるいは数十年続く場合もある．認知症介護は，マラソンのようなものであると介護家族に説明し，完璧な介護を目指してはならないことを強調する．10のうち1でも2でもできればよしとの気持ちで介護するよう指導する．ベストの介護ではなくベターな介護が求められるのである．

家族は，認知症に進展した患者さんのすべてを管理しよう，面倒をみようと考えるかもしれない．そこから患者さんに多大な期待や要求をしてしまう．しかし，それは患者さんにとって迷惑なことかもしれない．患者さんは，自己の能力低下に対する認識に欠けていることが少なくない．自分でできると思っていることに対して，いろいろ忠告されたり指導されるのを好まない場合も多い．身体的な危険がなければ，ある程度は患者さんの好きなようにさせることも必要であると伝えるようにしたい．

介護指導編　XIV 家族への説明の実際

2 アルツハイマー型認知症の説明

 ## 病気に関する説明の実際

　アルツハイマー型認知症を説明する際，老人斑や神経原線維性変化うんぬんとの話をしてもなかなか患者さんや家族の理解には結びつかない．むしろ日常生活に支障をきたす病気であるとの主旨で説明するほうがわかりやすく，患者さんや家族は理解しやすい．以下のように説明する．

　「アルツハイマー型認知症は，脳の神経細胞が壊れることで生じる病気なのです．年齢や性格のせいではありません．しまい忘れや置き忘れなどの物忘れで気づかれることが多く，症状が緩徐に進行していくのが特徴です．病気になる前には100%できたことがアルツハイマー型認知症になると，90%，80%，70%と患者さん自身でできることが減っていきます．そのできなくなった10%，20%，30%を家族や周囲の人々が手助けしてあげる必要があるのです．診断が正しければ，今よりも1年後，2年後に必ず症状は進行・悪化していきます．しかし，首から下の症状は高度にならないと出てきません．体は元気なことから家族や周囲の人々の手助けによって在宅で生活を続けることが可能な病気なのです」．

 ## 「治りますか？」と尋ねられたら

　現在の医学では，大部分の認知症疾患は治らないのが原則である．しかし，この点を家族にあまり強調しすぎると，その後の介護に絶望的になってしまう可能性がある．以下のように説明する．

　「確かに現在の医学では認知症を治すあるいは改善することは難しいのが事実です．しかし，症状の進行を遅らせる薬剤があります．さらに上手な介護，適切な対応を行うことで認知症の進行を遅らせることもできるのです．気長に介護を行っていきましょう」．

 ## 「現在の重症度はどのくらいですか？」と尋ねられたとき

　アルツハイマー型認知症の重症度を評価するスケールとして functional assessment staging（FAST）[1,2] や clinical dementia rating（CDR）などの評価法があるが，認知症を専門とされない先生方にはやや煩雑な印象を拭いきれない．かかりつけ医の先生方は，次頁のようにFAST 分類を大づかみに把握し，説明できればよいのではないかと著者は考えている．

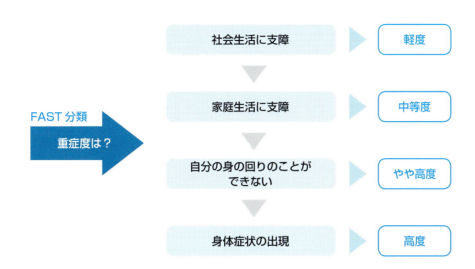

　軽度：社会生活に支障がみられる，中等度：家庭生活に支障をきたす，やや高度：身の回りのことができない，高度：身体症状がみられ始める，と介護家族に説明するとよい．

　進行具合を聞かれたときには以下のように説明する．

　「アルツハイマー型認知症の進行は，薬剤の有無や介護のしかたによって個人差が大きいのです．上手な介護と適切な薬物療法によって進行が遅れることが期待できるのです．一方，不適切な介護や対応を続けていると認知症は進行しやすいといわれています」．

「どのような経過を辿りますか？」と聞かれたら

　この質問も介護家族からしばしば尋ねられるものである．以下のように解説するとよい．

　「物忘れ症状から始まり，この物忘れの程度や状態，頻度が少しずつ進行していきます．患者さんの生活のしづらさからみると，まず社会的な活動ができなくなり，次いで家庭生活が独力で遂行できなくなってきます．たとえば，季節に合った衣服の選択ができない，料理ができないなどの状態がみられます．さらに進んでくると，身の回りのことができなくなってきます．たとえば，重ね着が多くなる，風呂で体を洗えない，風呂から出た後に体を拭くことができない，トイレの水を流し忘れるなどの状態がみられてきます．そして，高度あるいは末期になると，身体的な症状が出現してきます．口数が少ない，歩行が不安定で歩けない，坐位保持ができないなどの状態から寝たきりになっていきます．アルツハイマー型認知症の診断が正しければ，症状は必ず進行・悪化していきます」．

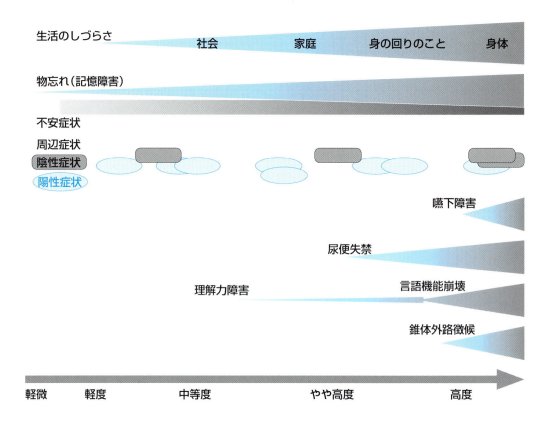

上手な介護のために アルツハイマー型認知症の特徴を家族に解説する

　上手な介護，適切な対応を進めるうえで，アルツハイマー型認知症と診断された患者さんを介護する家族に，以下の特徴を伝えておくことが必要である．

- （現象面を観察すると）自分が病気になっていることを理解していない，深刻感が乏しい（病識に乏しい）
    ➡ 家族は病気と考えるので，そこに両者の認識に違いがある
- 本人には能力低下に対する認識が欠ける，乏しい
    ➡ 自分ではできている，間違いをしていないと思い込んでいる
- １つのことにこだわると注意を他に向けることが困難
    ➡ この特徴が周辺症状の基盤となることが多い
- 他人の責任にしたがる，気持ちのベクトルが外へ向きやすい
    ➡ 家族の責任にする，家族への攻撃性の原因になる
- 取り繕いがうまい，外面がよい
    ➡ 他人がみると病気と思えない，第三者からの働きかけが重要

これらの特徴を介護家族が十分理解したうえで介護を進めないと，長期にわたる介護に破綻をきたしやすい．また，これらを家族が理解することで医師への介護相談なども減少してくるはずである．病識がないこと，取り繕いについて以下で詳しく解説する．

病識がないことを介護家族に指導する

認知症患者さん，とくにアルツハイマー型認知症患者さんには本当に病識がないのかあるいは心の奥底に自分の状態を理解した心理が存在するのか，この問題に関しては本書ではこれ以上の深入りをしないが，日常診療での現象面をみると，患者さんは自分の病気を認識していないと思われる行動や言動をとっているのは事実である．

最もわかりやすい例として，患者さんが買い物で何回も同じ物を買ってくる行動障害を考えてみる．家族がその行動を注意すると，「自分はそんなことはしていない」「自分ではない」と否定する．患者さんは自分の行動を忘れており自分ではないと主張する．ここで病識があるのかないのかを議論するよりも，このような行動障害に対して家族が困惑や不満，怒りなどの反応を示し，介護に支障をきたすことが問題なのである．

介護を進めるうえで必要なことは，患者さんの世界（自分はとんちんかんな行動や言動はしていない）と家族あるいは周囲の人々の世界（患者さんがとんちんかんな行動や言動をするので困る）に齟齬のあることを介護家族や周囲の人々が理解することである．この点を理解できないと，患者さんの行動や言動を叱る，怒る，なじる，非難するなどの対応となり，逆にほかの周辺症状を惹起することになる．この齟齬をわれわれ医師がわかりやすく介護家族に説明できるスキルを身につけておくことが重要である．

取り繕い反応を家族に説明する

アルツハイマー型認知症では"取り繕い"反応がしばしばみられる．以下は，問診の際にみられる代表的な取り繕いの例を示したものである．

- 物忘れがみられませんか？
  「物忘れは歳をとれば誰でもあるし，困ってはいない」
  「物忘れはあるが，大切なことは忘れないし生活でも困ることはない」
  「物忘れはしない，いつものとおりの生活をしている」
- 夕飯に何を食べましたか？
  「自分は食事に関心をもっていない」
  「いつもと同じ内容の食事をした」
  「年金暮らしだから，たいした物は食べていない」
- 昨日はどのように過ごしていましたか？
  「年寄りだからいつものようにしていた」
  「別に変わりない．普段どおりの生活をしていた」

たとえば，夕食の内容を尋ねられたとき，これとこれを食べましたと答えればよいのに，「自分は食事に関心がない」「いつもと同じ物を食べた」などの返答をして正面から質問に答えようとしない．これが取り繕い反応である．自分が答えられないこと，忘れてしまったことを隠そうとする，言い訳する，ポイントをずらした応答を示すのである．

同様の反応として"外面がよい"が挙げられる．家族に対しては横暴あるいは暴言，わがままを示す患者さんが近所の人々には物わかりのよいお爺さんとして振る舞うことがある．これも取り繕い反応の社交版である．アルツハイマー型認知症患者さんにみられる取り繕い反応あるいは外面がよい点を，介護家族にわかりやすく説明し理解してもらうよう努める．

在宅生活の継続か施設入所かの判断を尋ねられたとき

独居患者さんをアルツハイマー型認知症と診断した後，同居していない家族からこのまま1人暮らしができるのか，介護施設に入所させたほうがよいのかの判断について医師としての意見を求められることがある．判断の基準として認知症が軽度だから在宅，高度ゆえの介護施設との単純な図式は成り立たない．なにを判断基準とするか？ その患者さんが保持している日常生活の遂行能力を基準の中心に据えて判断を下すとよい．たとえば，1日3回の食事を患者さん本人でできるのか，料理ができなくても出来合いの食べ物を買ってくる能力が維持されているのか，火の扱いに大きな支障はないのかなどを勘案したうえで在宅生活の継続が可能なのか否かの判断を行う．独居生活では患者さん自身に身体的な危険性が高いと判断される場合には施設入所を考慮する．在宅で独居生活を継続する場合には，1人暮らしを継続できる介護支援体制の構築をアドバイスするようにしたい．

- 火の不始末が多く失火が心配
- 注意しても寝たばこをやめない
- 訪問セールスにしばしば騙される
- 徘徊が多く事故に巻き込まれる可能性が高い

↓

患者さんに身体的な危険が迫る場合には施設入所が望ましい

患者さん自身は，在宅での生活を続けたいと考えている場合が少なくない（今までも生活ができていると思い込んでいる）

↓

1人暮らしを継続できる介護支援体制の構築をアドバイスする

在宅生活の継続か施設入所かの判断は，患者さんの生活遂行能力を評価し決定する

3 レビー小体型認知症の説明

 病気の特徴をわかりやすく説明する

　レビー小体型認知症の特徴は，認知症やパーキンソン症状に顕著な変動がみられることである．調子のよいときには，病気とは思えないくらいよい状態を示すが，調子が悪いと，とんちんかんな言動や行動が頻繁となり家族を悩ませることになる．この変動性（動揺性）を家族に十分説明し理解してもらうことが重要である．患者さんに何かをしてもらうときには，調子のよいときを選んで行ってもらうよう指導する．調子の悪いときには見守りを中心とした介護を行う．

　次に，患者さんが示す夜間の不穏や不眠，抑うつ状態，幻覚，妄想などの精神症状が家族にとって困る症状になる場合が多いことを説明する．物忘れ症状で困るよりも患者さんが示す行動障害・精神症状が家族を苦しめることが少なくない．たとえ，これらの行動障害・精神症状を軽減する手だてを指導できない場合でも，病気の特徴を家族が正しく理解することで多少なりとも家族の精神的な負担の軽減に繋がるかもしれない．

　レビー小体型認知症では，パーキンソン症状による易転倒性の問題も見逃してはならないものである．患者さんは日常生活でもしばしば転びやすい．自宅内の段差を少なくする，手すりをつけるなどの環境整備が必要になる．

　以下に，レビー小体型認知症患者さんへの対応の注意点をまとめる．

- 症状に動揺性がみられることを理解したうえで対応を考える．リハビリテーションなどは調子のよいときに施行する
- 睡眠薬などのように精神神経系に影響を及ぼす薬剤をむやみに服薬しない．薬剤への過敏性に注意する．他の薬剤を服薬する際には主治医に連絡するよう指導する
- 頻繁に訴える幻視などを頭から否定しない．患者さんの訴えを共感をもちながら傾聴する姿勢が大切であると伝える
- 転倒に注意する．転ぶことが原因で日常生活動作（ADL）が低下，悪化することがしばしばみられる．患者さんの周囲の環境整備を心がける

介護指導編　XIV 家族への説明の実際

血管性認知症の説明

　血管性認知症は，認知症に加えて種々の神経症状を伴っていることから，日常生活動作（ADL）の支障がアルツハイマー型認知症よりも大となることが多い（アルツハイマー型認知症では，高度に至らないと首から下の症状は出現しないのが原則である）．また，アルツハイマー型認知症と異なって記憶障害よりも日常の実行機能障害が主要な症状になることが多い．以下は，血管性認知症について説明する際のポイントを示したものである．以下のポイントを家族にわかりやすく説明するようにしたい．

- 血管性認知症では，患者さんが自分の意思や気持ち，希望などを迅速に表現することが苦手になり，それらを表現するまでに少し時間がかかる．患者さんと接するとき，家族や周囲の人々は時間をかけて返事や反応を待つこと
- 自発性の低下や意欲の減退，周囲への関心の低下が目立つので，周囲からより積極的な働きかけを行うことが大切
- 日常の実行機能の遂行に時間がかかることも血管性認知症の特徴である．整容や入浴，歩行などの際，じっくり待ってあげること，患者さんに遂行する時間を十分とってあげること．決して急がせたりしない．少し待つと，予想外に患者さんだけでできることが多い

5 解決策を見出せない問題を相談されたとき

 介護家族への指導を考える

　認知症診療を行っていると，患者さんの行動障害・精神症状（周辺症状）や対応のしかたに関して，解決策を明確に指導できない問題を相談されることがある．そのような解決策を見出せない相談に対してどのように対応していくかを考えてみる．以下，著者の経験した事例を提示する．

> **76歳，男性**
> **認知症病型の判断が困難な事例**
>
> 長年の常習飲酒から妻への暴力行為が以前からみられる．5年前，過剰飲酒で妻への暴力行為が頻繁になり，1か月ほど別居したことが契機になって以降は断酒をしている．数年前から物忘れがみられ始めた．3か月前から焦燥感や不穏が強く，夜中に妻の顔がわからず「○○子（妻）はどこに行った」と騒ぐ．「俺，会社はどうなった？」と毎日尋ねる（20年前に会社は退職している）．最近，妻に対する威嚇行為や暴言が頻繁になってきた．近隣の基幹病院の物忘れ外来を受診したが精神科に行きなさいと言われた．地域包括支援センターに相談に行ったが，まず医療機関で診断を受けてから来て下さいと言われた．家族環境は，妻，未婚の次男と長女の4人暮らし．長男は遠方に単身赴任，その末子が身体障害で長男の妻が看病中，次女は離婚し母子家庭でいずれも患者さんに関与できない．同居の次男は患者さんと不仲で口をきかない．妻は慢性腎不全でやや抑うつ的である．患者さんは病院嫌い．

　本事例を考えると，患者さん自身の医学的診断よりも介護・福祉の問題が早急の課題であることがわかる．子供は4人いるが相談に来た長女以外には介護に関われない状況である．妻も自分の身体疾患の管理で手一杯の状態でありかつ抑うつ的になっている．患者さん自身は病院嫌いで直接の受診を拒否している．地域包括支援センターに相談を依頼する指導も以前門前払いを受けたことで長女が不信感を抱いているので選択しにくい．相談を受けた医師のほうでは解決策を見出せず八方塞がりの状況といえる．認知症診療を行っていると，このように解決策を見出せない相談にしばしば遭遇する．

介護指導編　XIV 家族への説明の実際

　以下は，著者が最近経験した解決困難事例を示したものである．認知症を専門とされない先生方にとっては，悩ましい問題であり，それゆえに認知症診療に関わりたくない気持ちをもたせるものであろう．

> - 物盗られ妄想に対していろいろ対策を立てるが全くうまくいかない．患者さんが執拗に妄想を訴える
> - 介護する家族が全く病気を理解できない，理解しようとしない
> - 暴力行為が頻繁で，患者さんに言っても理解できない
> - 若い頃から都合の悪いことを受け付けない．認知症に進展してから，さらに頑固になった．誰の言うことにも従わない
> - 気に入らないと行き先を告げずに外出し数日家に帰って来ない
> - 年金や大金を一度に使ってしまう．金銭を取り上げようとすると暴力行為に及ぶので手を出せない
> - 80歳を超えているのに，散歩に行くと言ってはホテルに女性を呼んで性的交渉を繰り返す
> - 薬の管理は自分でできると言い張り，絶対に家族に管理させない．医師が指導しても受け入れない

　このような解決困難事例に対する対応のしかたを考えてみると，実際には最良の対応策などは思い浮かばず，受診してきた家族の悩みや思いを傾聴するしか方法がないようである．受診してきた家族は，患者さんを囲む状況に混乱，困惑し途方に暮れている場合が多い．現在の状況を整理して説明することが最低限必要な事柄である．家族が混乱，困惑している状況を自ら振り返ることで冷静さを取り戻し，多少気持ちに余裕が出てくるかもしれない．また，現時点では有効な解決策を見出せないこともはっきり伝えるほうがよい．

介護スタッフへの指導をどうするか？

　介護施設などのスタッフから同様に解決困難事例の相談を受けた際の指導のしかたを考えていく．著者は，以下のように指導している．「ご相談を受けた事例の問題に関しては，現時点では有効な解決策を思いつくことができません．介護スタッフが患者さんのためになんとかしてあげたいと思う気持ちはよくわかるのですが，無理矢理の介入は人権問題などが絡んでトラブルの原因になる可能性があります．唯一とるべき方法は，見守りではないでしょうか．見守りあるいは待ちの姿勢は放置とは異なります．患者さんや周囲の状況になんらかの変化がみられたときに迅速に介入ができる準備をしながら，見守りを続けるのがよいと思います．たとえば，患者さんに急性の身体疾患が発症し入院が必要になる，家族になんらかの変化がみられて介入しやすくなるなど，状況の変化を待ちながら辛抱強く待ちの姿勢を取るのです」．このように説明してみるとよいかもしれない．

5 解決策を見出せない問題を相談されたとき

1) Reisberg B, et al.：Functional staging of dementia of the Alzheimer's type. Ann NY Acad Sci, 32：481-483, 1984.
2) 本間　昭, 臼井樹子：Functional Assessment Staging（FAST）．日本臨牀，836：125-128, 2003.
・　春日武彦：援助者必携 はじめての精神科．医学書院，2004.

XV 運転免許更新に関する診断書作成への対応とコツ

2017年3月12日に道路交通法が改正され，高齢運転者の免許更新の厳格化が開始された．本章では，かかりつけ医・非専門医の先生方が知っておくべき改正の内容と診断書作成の手順，コツについて解説する．

1 改正道路交通法の概略 ➡ (p.208)

2 診断書作成依頼を受けたときの対応 ➡ (p.210)

3 診断書作成の手順と注意点 ➡ (p.212)

 注意

- 運転免許更新に関連する診療では，2017年3月施行の改正道路交通法の概略を知っておくことが重要
- 診断書作成を依頼されたとき，ご自身で作成可能な事例と認知症専門医療機関に紹介したほうがよい事例を区分けすること！ リスクのある事例では診断書作成をしないほうがよい！
- 診断書作成の決まりや手順を理解したうえで，後々トラブルにならない作成を心がけること

介護指導編　XV 運転免許更新に関する診断書作成への対応とコツ

改正道路交通法の概略

　道路交通法は1960年に制定されその後改正を繰り返しながら現在に至り，今回の改正では75歳以上の免許更新希望者に対する厳格化が運用開始となっている．図XV-1は，75歳以上の運転免許更新の流れを示したものである．免許更新を希望する75歳以上の高齢者は，各都道府県指定の自動車学校などで認知機能検査を受検することが義務づけられている．その認知機能検査によって，第一分類（記憶・判断力が低くなっている者），第二分類（記憶・判断力が少し低くなっている者），第三分類（記憶・判断力に心配ない者）のいずれかに判定される．

　どの分類に判定されても運転免許の手続きは可能であり免許証の交付もされるが，第一分類と判定された者は，すべて医師の診断書提出，あるいは公安委員会認定医による臨時適性検査

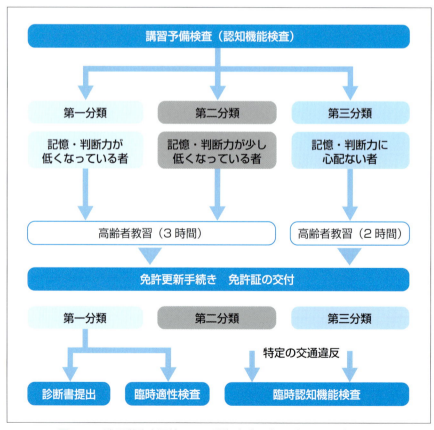

図XV-1　改正道路交通法による運転免許更新の流れ（75歳以上）

の受検が義務づけられた（旧法では，第一分類と判定された者のなかでその後特定の交通違反
や事故を起こしたときに臨時適性検査を受検することになっていた）．

　第二分類ならびに第三分類と判定された者でも，その後に特定の交通違反や事故を起こした
ときには速やかに臨時認知機能検査を受検し，その結果，今度は第一分類と判定された者は，
すべて医師の診断書提出あるいは臨時適性検査を受検しなければならない（旧法では，第二な
らびに第三分類と判定された者は，免許更新後3年間は特別の理由がない限り認知機能検査を
受ける必要はなかった）．

　では，どのくらいの高齢者が医師の診断書提出あるいは臨時適性検査を受けることになるの
か．2015年の統計では全国で約4,000人余りが医学的診断を受けていたが，今回の改正後には
年間で5〜6万人が医師の診断書提出あるいは臨時適性検査を受けることになると予想される．

介護指導編　XV 運転免許更新に関する診断書作成への対応とコツ

2 診断書作成依頼を受けたときの対応

　かかりつけ医・非専門医の医師が免許更新に関する診断書の作成を依頼されたときの対応のしかたは3つである．①作成の依頼を断る．この選択肢が後々のトラブルや不快な経験を避けるものである．②作成の依頼を受けてご自身で診断書を書く．著者としては，この選択肢を是非選んでほしいと考えるが，作成をする際には以下に示す選択基準や注意事項を十分勘案したうえで作成するように心がけたい．③近隣の認知症専門医療機関に紹介する．この選択がかかりつけ医・非専門医の先生方にとって作成の手間が省け後々のトラブルにならないものであろう．

　著者は，運転免許に関連する診断書作成の際にはご自身で作成可能な事例と認知症専門医療機関に紹介したほうがよい事例を区分けすべきであると考えている．以下にその区分けを示した．

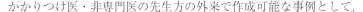

作成してもよい患者さん
- 専門医療機関から紹介され認知症の診断が確定している患者さん
- 明らかに認知症の病像を示す初診患者さん（物忘れ＋物盗られ妄想）
- HDS-R が 15 点未満（目安）の初診患者さん

作成にリスクのある患者さん
- 認知症か年齢に伴う物忘れかの区別が困難，軽度の段階
- 軽度認知障害 MCI と思われる患者さん
- 本人に病識が欠ける，診断書作成に関して納得していない患者さん
- HDS-R が 20 点前後の患者さん

かかりつけ医・非専門医の先生方の外来で作成可能な事例として，
①認知症専門医療機関から紹介され認知症の診断がすでに確定している患者さん．この場合には診断を間違える可能性はきわめて低いのでその紹介状の内容を援用しながら作成するとよい．
②認知症として典型的な病像を示す初診あるいは再来患者さん．この場合にも診断に迷うことは少ない．たとえば，しまい忘れや置き忘れが頻繁なうえに物盗られ妄想がみられるあるいは迷子になって何回も警察に捜索願を出した患者さんでは，非認知症高齢者の可能性はきわめて低い．以下にアルツハイマー型認知症と考えてよい行動や精神の変化を示した．このような患者さんは，先生方の診療現場で十分診断をすることが可能といえる．
③HDS-R の総得点が 15 点未満の患者さん．著者の経験では，健常高齢者でも HDS-R が 20 点以下の場合が時折みられる．しかしながら，健常者で HDS-R が 14 点以下であった事例

- 1時間前に食事をしたことを忘れて再度食事を摂ろうとする
- 物盗られ妄想が頻繁
- 何度も迷子になる,そのために警察のお世話になったこともある
- 真夏なのにセーターを着ている,真冬に窓を開けたままストーブをつけている
- 重ね着が多い,前後反対,裏返しに衣服を着ていることが多い
- 以前は入浴好きだったが今はほとんど風呂に入らない.風呂で体を洗わない.入浴後にタオルで体を拭くことができない
- 人身事故を起こしたことを全く覚えていない.生死に関わる病気をしたことを覚えていない
- タンスの中身を出したり入れたりの行動を何時間でもしている
- 深夜から明け方に無断外出がみられる,外出の理由を述べることができない
- 高価な品物を購入したのに,そのことを覚えていない.自分は買っていないと言い張る

を経験したことはない.荒っぽい判定かもしれないがHDS-Rが14点以下の場合には認知症,とくにアルツハイマー型認知症の可能性が非常に高いと考えてよい.

一方,認知症専門医療機関に紹介したほうがよい事例とはどのような場合であろうか.
①認知症なのか年齢に伴う物忘れなのかの鑑別ができない患者さん,つまり認知機能低下が軽度であり病気なのか否かの区別ができない場合には,詳細な神経心理検査やその他の補助検査が必要となってくるので,誤診を防ぐためにも認知症専門医療機関に紹介をしたほうが無難といえる.
②軽度認知障害 MCI を疑うあるいはそのように考えられる患者さん.MCI は,神経心理検査としての HDS-R の結果だけで診断を下すことは不可能である.そもそも MCI の診断基準自体があやふやな定義に終始していることから,かかりつけ医・非専門医の先生方が診断を下すことは避けるほうが無難である.たとえば,アルツハイマー型認知症の患者さんを MCI と診断した後にその患者さんが重大な人身事故を起こしたときには,臨時適性検査に回る可能性がある.そこでアルツハイマー型認知症と診断された場合,やや面倒な事態が生じるかもしれない.最初の医師が認知症と診断し免許証の取消し処分が下されていれば,その後の重大な人身事故は生じなかったのである.
③診断書作成に納得していない患者さん.この場合には詳細な診療内容を求められることから認知症専門医療機関に紹介したほうがよい.かかりつけ医・非専門医の先生方の外来診療をもとに診断をした結果に患者さんが納得しないことが想定される.認知症専門医療機関で詳細な検査を行っておけば,患者さん側から異議が出ても対応が可能となるからである.
④HDS-R が 20 点前後の患者さん.HDS-R は 20 点以下が認知症疑いと規定されているが,実臨床では 20 点前後では認知症患者さんと健常者が混在していることが多い.HDS-R が 20 点前後を獲得する患者さんは認知機能の低下が軽度のことが多く,認知症なのか否かの判断にはさらに詳細な神経心理検査が必要なことが少なくない.誤診を防ぐとの視点からも認知症専門医療機関に紹介をしたほうがよい.

介護指導編　XV 運転免許更新に関する診断書作成への対応とコツ

3 診断書作成の手順と注意点

　診断書を作成する際には，その手順や決まり事を熟知したうえで取りかかるようにしたい．医学的な診断書作成とはやや異なる点があること，さらに全体を通じて整合性のある診断書作成をしなければならない．診断書の全体を提示したので，これを見ながら手順や注意点を確認する．

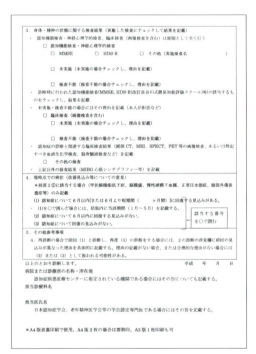

（警察庁のホームページより）

①医学的判断　診断の項目では，該当する①から⑦のいずれかにチェックを入れる．⑤には，①から④以外の疾患で認知症の原因となる病名を記載する．たとえば，皮質基底核変性症あるいは慢性硬膜下血腫，特発性正常圧水頭症などの病名を記載する．

②医学的判断　総合所見では，簡単な病歴と現在像などの記載である．3～5行程度に簡潔にまとめるのがよい．この欄に診断の項目で「チェックした病名が疑われる」などの記載はしないこと．また，運転継続の適否を記載する必要もない．医師に求められていることは医学的診断のみであり，疾患に関する所見だけを記載すればよい．運転継続の適否は公安委員会が判断し取消しなどの行政処分をすることから余計な記載は不要である．

③身体・精神の状態に関する検査結果の項目では，かかりつけ医・非専門医の先生方の外来で施行できる認知機能検査は HDS-R が多いと思うのでその総得点を記載する．もちろん MMSE なども施行できれば併記することは当然といえる．

④頭部 CT だけは必ず施行することを忘れないようにしたい．臨床像からアルツハイマー型認知症を疑われる場合でも，慢性硬膜下血腫や脳腫瘍などが背景に存在している可能性がゼロではない．診断書を作成した時点で頭蓋内に治療可能な病態が存在していなかったことを担保することが必須と著者は考えている．運転免許に関する診断書作成に脳画像検査は必須ではないとの意見も一部にあるが，長年認知症診療に携わってきた著者は，脳画像検査を施行せずに患者さんを診断したことは一度もない．もちろん，脳画像検査のみで認知症の有無を判断すべきではないが，頭蓋内の器質的疾患を除外するために必ず脳形態画像検査は施行しておくべきである．認知症の有無を判断する際には除外診断を目的に脳画像検査，頭部 CT で構わないので必ず施行するようにしてほしい．

⑤現時点での病状（改善見込みなどについての意見）の欄は，診断の項目の⑤その他の認知症にチェックを入れた場合のみに記載する．⑤以外の項目にチェックを入れたときには，ここを記載する必要はない．たとえば，アルツハイマー型認知症と診断したときには，原則回復する可能性はないのでこの欄への記載は不要となる．

⑥重症度の判定を求められた際には，生活障害の状況で判断するとよい．社会的な活動に支障をきたしているとき（たとえば金融機関でお金を下ろせない）には軽度，家庭内の慣れた生活能力に支障が出てきたとき（たとえば料理をできない）には中等度，身の回りの事柄を自分だけでできなくなったとき（たとえば，入浴後，適切に体を拭くことができない）にはやや高度，身体症状（歩行障害や嚥下困難など）が出現したときには高度と判断する．FAST などの評価スケールを使用し判断するのもよい．

索 引

日本語 ・・・・・・・・・・・・・・

あ

アテローム血栓性脳梗塞　53
アパシー　112, 139
アマンタジン塩酸塩　141
アリセプト®　148, 156, 184, 186
アリピプラゾール®　187
アロステリック作用　163

い

イクセロン®パッチ　148, 164
医師の診断書提出　208
易転倒性　201
易怒性　5, 14, 127, 148, 151
意欲の減退　5, 14, 21

う

うつ病・抑うつ状態　62, 174

え

エチゾラム　177
エビリファイ®　187
嚥下困難　159
塩酸セルトラリン　174

お

オランザピン　170
オレキシン受容体拮抗薬　129

か

解決困難事例　204
介護支援体制　200
改訂長谷川式簡易知能評価スケール（HDS-R）　7, 34, 210
海馬傍回の萎縮　47
過鎮静　146, 166, 182

仮面様顔貌　30, 78
ガランタミン　148, 163
カルバマゼピン　178
感情の平板化　141

き

記憶
　――（意味）　3
　――（エピソード）　3, 27
記憶障害　110

く

クエチアピン　187, 189
クエチアピンフマル酸塩　170
グラマリール®　170
クロチアゼパム　177

け

軽度認知障害　72, 211
傾眠　176
血管性認知障害　84
血管性パーキンソニズム　30
血球減少症　179
血小板減少症　178
血清銅　43
楔前部　52, 81
幻視　74, 123, 186

こ

公安委員会認定医　208
高アンモニア血症　178
抗うつ薬　116
口腔内崩壊錠　159
甲状腺機能低下症　62, 70
抗精神病薬　116, 170
向精神薬　116, 145
交通事故死　134
抗てんかん薬　116, 178
行動障害　5, 111, 166, 186, 203
抗認知症薬　148
　――（の少量投与）　153

抗パーキンソン病薬　186
抗不安薬　116, 177
後部帯状回　52, 81
興奮　178
高ホモシステイン血症　43
小刻歩行　24
小股歩行　78
コリンエステラーゼ阻害薬　148, 184, 187

さ

再来患者　92
サイレース®　129

し

ジェイゾロフト®　174
視覚認知障害　76
施設入所　200
実行機能障害　84, 95, 110
自発性の低下　5, 14, 21
ジプレキサ®　170
重症度　196, 213
周辺症状（BPSD）　110, 166, 203
消化器系副作用　157
食欲不振　165, 178
心筋縦隔摂取比　81
心原性脳塞栓症　53
進行性非流暢性失語　88
人物誤認　76
蕁麻疹　182
シンメトレル®　141

す

錐体外路徴候　170, 187
睡眠衛生指導　128
睡眠覚醒リズム　129
睡眠障害　128
頭蓋内器質的疾患　44
ステロイド外用薬　165
スボレキサント　129

214

せ

生活能力	16
正常圧水頭症	68
精神症状	111, 166
精神病症状	116, 170
性的逸脱行為	131
ゼリー製剤	159
セルトラリン	175
セレニカR®	178
セロクエル®	170, 187, 189
セロトニン・ノルアドレナリン 再取り込み阻害薬	64
前屈姿勢	78
選択的セロトニン再取り込み 阻害薬	64
前頭側頭葉変性症	88

た

第一分類（認知機能検査）	208
第二分類（認知機能検査）	208
第三分類（認知機能検査）	208
立ち去り現象	24
ダットスキャン	83
多発性ラクナ梗塞	30, 53, 159

ち

チアプリド塩酸塩	170
遅発性パラフレニー	67
注意障害	161
中核症状	110
昼夜逆転	135
陳述記憶	3

て

低カリウム血症	182
定型抗精神病薬	170
溺死	134
テグレトール®	178
デジレル®	174
テスト式認知機能検査	7, 34, 105, 161
テトラミド®	174
デパケン®	178
デパス	177

と

糖尿病患者	172
頭部 CT	68
頭部振り返り現象	27
動揺性	79
道路交通法	207
特発性正常圧水頭症	212
時計描画テスト	40
独居患者	102
独居生活	200
ドネペジル	141, 148, 151, 156, 184
ドライシロップ	159
トラゾドン塩酸塩	174
"取り繕"い反応	199
トレドミン®	141, 174

な

内用液	170

に

認知機能検査	208
認知症	
——（アルツハイマー型）	2, 52, 196
——（意味性）	88
——（血管性）	30, 53, 84, 95, 184
——（高度アルツハイマー型）	159
——（混合型）	57, 86
——（細血管病変に伴う）	30
——（前頭側頭型）	24, 53, 88
——（多発梗塞性）	85
——（治療可能な）	44, 62
——（脳血管障害を伴うアルツハイマー型）	57, 86, 95, 163, 184
——（レビー小体型）	30, 53, 74, 123, 151, 159, 186, 201
認知症専門医療機関	8
認知症の行動と心理症状	111
認知症を伴わない幻覚・妄想	62, 67

ね

眠気	178

の

脳 SPECT 検査	53
脳機能画像検査	52
脳形態画像検査	7, 44
脳血流 SPECT 検査	81
脳腫瘍	7, 44, 62, 68
ノルアドレナリン作動性・特異的 セロトニン作動性抗うつ薬	176

は

パーキンソン症状	30, 77, 186, 201
徘徊	133, 134
パキシル®	174
場所に対する見当識	27
発症時期	14
幅広歩行	30
バルプロ酸ナトリウム	178
バレリン®	178
パロキセチン塩酸塩水和物	174
反社会的行動	89

ひ

皮質基底核変性症	212
ビタミン B12 欠乏症	70
非陳述記憶	3
ピック病	89
非定型抗精神病薬	170, 189
皮膚症状	164
非ベンゾジアゼピン系睡眠薬	129
非薬物療法	115
病識	3, 17, 199
病歴聴取	6, 31

ふ

不安症状	137
服薬管理	144
ブチリルコリンエステラーゼ 阻害作用	164
フルメタ® ローション	165

215

索 引

へ

併用療法	166
ベルソムラ®	129
変形視	76
ベンゾジアゼピン系睡眠薬	129

ほ

暴言	148, 151
暴力行為	126, 148, 170, 178

ま

マイスリー®	129
慢性硬膜下血腫	7, 14, 44, 62, 68, 212

み

ミアンセリン	136, 174
ミルタザピン	176
ミルナシプラン	141, 174

む

無為	139, 148
無関心	139, 148
無感動	139

め

メマリー®	148, 166
メマンチン	129, 148, 166, 184
メラトニン受容体作動薬,	129
免許更新	207

も

妄想	186
物盗られ妄想	112, 120
物忘れ	
——（年齢に伴う）	211
——（年齢に伴う心配いらない）	
	2, 15, 60
問診・診察	6, 26, 31
問診票	18

や

夜間せん妄	116, 135
薬剤過敏性	159, 187
薬疹	179
薬物療法	115

よ

抑うつ	141
抑肝散	181, 187

り

リーゼ®	177
リスパダール®	170, 187
リスペリドン	170, 187
リバスタッチ®パッチ	148, 164
リバスチグミン	148, 164
リフレックス®	176
臨時適性検査	208

る

ルネスタ®	129

れ

レスリン®	174
レミニール®	148, 163
レム睡眠行動障害	78
レメロン®	176
レンドルミン®	129

ろ

ロヒプノール®	129
ロラゼパム	177

わ

ワイパックス®	177

外国語 ・・・・・・・・・・・・

B

BPSD（周辺症状）	110, 166, 203

C

CDR（clinical dementia rating）	
	196

F

FAST（functional assessment staging）	196, 213

H

head turning sign	27
H/M 比	81

I

^{123}I-MIBG 心筋シンチグラフィー	
	81

L

L-ドーパ製剤	187, 188

M

MCI（mild cognitive impairment）	
	72, 211

N

NaSSA	176
NMDA 受容体拮抗薬	148, 184

R

RBD	78

S

SNRI	64, 174
SSRI	64, 174

V

VCI（vascular cognitive impairment）	84
VSRAD	44

かかりつけ医・非専門医のための
認知症診療メソッド　　　　　　©2018

定価（本体3,500円＋税）

2010年11月15日　　1版1刷
2012年 7 月 5 日　　　　3刷
2018年 4 月24日　　2版1刷

著　者　川　畑　信　也
　　　　　　　かわ　ばた　のぶ　や

発行者　株式会社　南　山　堂
　　　　代表者　鈴　木　幹　太

〒113-0034　東京都文京区湯島4丁目1-11
TEL 編集(03)5689-7850・営業(03)5689-7855
振替口座　00110-5-6338

ISBN 978-4-525-20692-5　　　　　　Printed in Japan

本書を無断で複写複製することは，著作者および出版社の権利の侵害となります．
JCOPY ＜(社)出版者著作権管理機構 委託出版物＞
本書の無断複写は著作権法上での例外を除き禁じられています．複写される場合は，
そのつど事前に，(社)出版者著作権管理機構(電話 03-3513-6969，FAX 03-3513-6979，
e-mail: info@jcopy.or.jp)の許諾を得てください．

スキャン，デジタルデータ化などの複製行為を無断で行うことは，著作権法上での
限られた例外（私的使用のための複製など）を除き禁じられています．業務目的での
複製行為は使用範囲が内部的であっても違法となり，また私的使用のためであっても
代行業者等の第三者に依頼して複製行為を行うことは違法となります．